U0343756

实用内科疾病护理

王寿华　汤淑红　李晓琳　著

汕頭大學出版社

图书在版编目(CIP)数据

实用内科疾病护理 / 王寿华，汤淑红，李晓琳著
. -- 汕头 : 汕头大学出版社，2022.1
ISBN 978-7-5658-4594-9

Ⅰ．①实… Ⅱ．①王… ②汤… ③李… Ⅲ．①内科学
—护理学 Ⅳ．①R473.5

中国版本图书馆CIP数据核字(2022)第013518号

实用内科疾病护理

SHIYONG NEIKE JIBING HULI

作　　者：王寿华　汤淑红　李晓琳
责任编辑：邹　峰
责任技编：黄东生
封面设计：瑞天书刊
出版发行：汕头大学出版社
　　　　　广东省汕头市大学路 243 号汕头大学校园内　邮政编码：515063
电　　话：0754-82904613
印　　刷：廊坊市海涛印刷有限公司
开　　本：710mm×1000 mm　1/16
印　　张：14.5
字　　数：221 千字
版　　次：2022 年 1 月第 1 版
印　　次：2023 年 1 月第 1 次印刷
定　　价：108.00 元
ISBN 978-7-5658-4594-9

前　言

　　随着现代科学技术的发展，医学知识日新月异。医务工作者需要不断用新的知识来丰富自己的头脑，这样才能跟上时代的步伐，进一步提高专科护理水平，更好地为患者服务。为此，我们编写了《实用内科疾病护理》一书。编写中，本着科学、严谨、创新的态度，既吸收国内外前人的护理经验，又融入我们长期临床实践中的经验和体会。本书的主要特点有两个。一是内容丰富、新颖。本书在简介内科各个系统常见疾病的临床表现、治疗原则的基础上，着重介绍了各种疾病的临床护理、病情观察要点和家庭护理知识。在力求内容覆盖面广、信息量大的同时，注重内容的先进性，尽量为读者提供新理论、新方法和新的护理技术。二是深入浅出，实用性强。在重点介绍内科常见疾病护理的同时，对特殊检查、治疗的护理，以及用药指导、功能锻炼、紧急自救、健康教育等知识也做了介绍，内容力求简明扼要，通俗易懂。我们衷心希望本书能成为护理工作者的良师益友，病人家属做好家庭护理的指南。

　　在本书编写过程中我们参阅了国内外大量的医学文献资料，在此对相关作者表示真诚的谢意。由于编者水平有限，书中若有不足之处，敬请专家和读者批评指正，我们会虚心接受，并表示感谢。

目　录

第一章 总 论

第一节 内科护理的范围和内容

内科护理（medical nursing）是研究内科疾病病人的生物、心理和社会等方面特点，运用护理程序的方法诊断和处理病人的健康问题，促进病人康复和保持健康的一门临床护理学科。内科护理是一门重要的临床护理课程。学好内科护理，将有利于提高护生对疾病的观察能力，配合用药的能力和解决护理问题的能力，是临床各科护理的基础。随着医学模式从"生物医学模式"向"生物—心理—社会医学模式"的转变，健康和疾病观念的更新，整体护理观的形成及高新医学科学技术的蓬勃发展，拓宽了内科护理的领域，其内容也在不断地更新和发展。内科护理作为临床护理的核心课程，显得愈来愈重要。

内科护理涉及范围广，但根据高职高专护理专业的教学目标，本教材包括呼吸、循环、消化、泌尿、血液、内分泌代谢、风湿性疾病和神经系统疾病病人的护理。

人是一个复杂的整体，各系统、各器官既有独立性，又相互联系和影响。人类疾病不仅是人体细胞和器官的病理过程，而且是人体与自然、心理、社会、环境相互作用的结果。当各种损害和危险因素使人体健康状态下降时，会出现或可能出现健康问题（包括疾病），并因而产生生理、心理或社会行为方面的反应，即健康问题的反应。护理是诊断和处理人类对现存的或潜在的健康问题的反应的过程。内科护士必须善于评估病人，以发现与疾病有关的健康问题，最大限度地满足内科病人的健康需要，发挥内科护士在人类健康体系中的重要作用。因此，内科护理的内容主要介绍怎样对内科疾病病人进行生理、心理和社会状况评估，找出病人存在的健康问题，并根据病人健康问题的反应做出护理诊断，制订和实施相应的护理计划，对实施的护理活动进行评价的知识和技能。

第二节　内科护理的工作要点

运用护理程序为病人解决健康问题，是现代护理对护士提出的新要求，也是当今内科护士临床护理工作的重点。内科护士应科学地按照护理程序实施护理活动，以达到减轻病人痛苦、满足病人需要、促进病人康复、增进病人健康的目的。内科护士应为病人提供以下护理服务。

一、满足病人的生理、安全需要

生理需求是人得以生存的基础，包括氧气、水、营养、体温、排泄、休息与睡眠及避免疼痛等。内科护士应为病人提供整洁、安静、舒适、安全的环境，使病人在接受医疗、护理的过程中避免受到心理或生理性的伤害。做好基础护理，根据疾病的不同性质、不同阶段，科学地调配饮食的种类和成分，提供合理的饮食和营养，帮助病人增强抗病能力。

二、保持病人生理完整性

内科疾病常可影响病人某些系统的功能，引起躯体生理功能障碍。应及时明确病因，采取有效治疗、护理措施，消除躯体不适，避免并发症发生，促进躯体生理功能恢复。

1.协助临床诊断

内科疾病大多病因复杂，为了明确诊断，病人需要接受各种诊断检查。护士要准确及时地收集标本，为检查提供正确依据。有些检查是有创性的，会给病人带来很大的心理压力，检查前应向病人说明检查的目的及检查过程中的配合要求，避免病人产生不安和恐惧心理，有利于检查的顺利进行。

2.配合药物治疗

药物治疗是内科疾病的主要治疗方法。护士既是各种药物治疗的实施者，又是安全用药的监护者。护士应熟悉各种常用药物的作用、用法及不良反应，并在用药过程中观察疗效和不良反应，做好用药监护。

3.实施内科专科护理

专科护理包括内科各种监测技术，如心电监护；各种特殊检查(内镜和各种穿刺术)的操作前准备、操作中配合及操作后护理；各种急救技术和诊疗技术的配合及护理，如心脏起搏、心脏介入治疗、造血干细胞移植、血液透析等。

4.预防和观察、处理并发症

内科疾病病人常因机体抵抗力、反应性降低或因疾病的发展规律易出现并发症，如长期卧床病人易出现感染、压疮，消化性溃疡病人并发上消化道出血，甲状腺功能亢进病人出现甲状腺危象等。内科护士应采取相应的护理措施，减少、延缓或消除引起并发症的因素。同时，严密监测和评估病情变化，一旦发生并发症，及时报告医生并配合妥善处理。

5.协助康复

长期卧床病人缺乏活动，可出现肺活量减少，血液循环减慢，肌力减弱，骨质疏松，排便困难，精神萎靡；某些疾病可遗留躯体功能或心理障碍。因此，当疾病进入好转期，应及早协助病人有计划地、循序渐进地进行功能锻炼，恢复身心活动，促进康复。

三、提供心理支持，满足病人社交、自尊和自我实现的需要

内科疾病大多病程长，易反复或恶化，治疗效果不显著。住院后，病痛的影响、环境的改变、角色的变更等，使病人社交与自尊的需求受到影响，自我实现的需求难以实现，可产生一系列不良心理反应。护士应对不同病人错综复杂的心理活动进行评估，通过良好的语言、态度主动地与其进行沟通，

对病人进行心理安慰、支持、疏导，调整病人的情绪，消除病人的各种压力、不利于治疗和康复的不安情绪，鼓励病人树立信心，促进其康复。内科疾病病人因长期患病常给家庭带来较重的心理压力和沉重的经济负担，家属、亲友和单位领导也可能逐渐产生厌烦情绪，不能善待病人，易使病人感到生存失去意义，加重不良情绪。护士应了解家庭成员对疾病的认识和理解，对病人所患疾病的情感反应与支持程度，对病人进行家庭护理的质量；了解病人的社会支持情况，如工作单位、同事、朋友、社会团体对病人的支持程度。鼓励家庭成员和亲朋好友对病人多给予精神支持，使其感受到家庭、亲友的关爱，激发其珍惜生命、热爱生活的热情，克服恐惧、绝望心理，保持积极、乐观情绪，调动机体潜能与疾病作斗争。

四、开展健康教育，促进病人康复和保持健康

健康教育是内科护理的重要内容之一，它能帮助人们树立健康意识，采取健康的生活方式，降低或避免影响健康的危险因素，预防疾病、增进健康；能指导病人如何进行自我护理、建立康复的信心和科学的生活方式，促进康复，提高生活质量。许多内科疾病是慢性病甚至是终身疾病，病人多仅在急性加重期住院治疗和护理，而更多的治疗、护理需在家庭、社区由病人或其家属等来完成，通过健康教育向病人及其家属讲解护理知识，进行操作示范，病人及其家属能够掌握自我及家庭护理的知识和方法，在家庭继续治疗和护理，进行康复锻炼，能巩固疗效，促进功能恢复，避免疾病复发或加重。内科护士应将健康教育有机地融入临床内科护理全过程中，从医院到社区、从社区到家庭开展健康教育。

第三节 内科护理的学习目的和方法

内科护理的学习目的是通过该门课程的学习，使得学生掌握内科护理的基本理论、知识与技能，能规范进行专科护理技术操作，运用现代护理观对内科疾病病人实施高质量的整体护理，促进病人康复，增进健康；达到国家卫生部执业护士，上岗证考核标准的基本要求；毕业后能直接对应医院内科临床护理的工作岗位。

内科护理是一门实践性很强的课程，应特别重视理论联系实际。课程的教学分系统学习和毕业实习两个阶段。系统学习包括课堂理论教学、技能操作训练和配合课堂教学进行的临床见习。通过课堂理论教学，掌握内科常见病、多发病的临床过程和这些疾病带给病人的健康问题，学会如何判断和处理病人现存的和潜在的健康问题的反应。通过示教、观看录像、操作训练，多动手、勤练习，掌握常用内科护理操作技能。在临床见习、毕业实习过程中，通过临床实施对内科病人的整体护理，把所学的理论、知识和技能综合运用于实践之中，运用护理临床思维，培养和提高学生分析、解决问题的能力，逐步培养学生独立工作的能力。

第四节 内科护理的发展趋势

一、适应临床诊疗技术的发展，对护士知识能力的要求更高更新

随着医学科学的发展，内科疾病在病因与发病机制、诊断方法和治疗手段等方面都发生了巨大变化，内科护理必须适应其发展的需要，对内科护士的知识与能力提出更新、更高的要求。如在病情监测技术方面，各种监护仪广泛应用于临床且不断更新，要求护士必须掌握各种监测仪的简单原理、操作程序、使用方法，才能具备排除设备故障和设备维修保养的熟

练技能及处理突发事件的能力，也才能真正履行监测、监护的职能，适应临床监护学的发展。新的检测技术层出不穷，护士须熟悉各种检查的目的及检查前后的护理工作。内科疾病的治疗进展很快，如心脏介入治疗、干细胞移植和血液净化技术不断发展，临床新药层出不穷。各种治疗方案的落实往往是由医护共同、甚至是由护士单独执行来完成的。因此，要求护士要熟悉各种治疗的基本原理、方法和操作规范，准确执行治疗项目，观察与评估治疗效果和不良反应。只有这样，内科护士才能为病人提供专业化的优质护理服务，与其他医务工作者一道，担当起挽救生命、预防疾病、促进健康的神圣职责。

二、循证护理将受到重视

循证护理是护士在计划其护理活动过程中将科研与临床经验、病人需求相结合获取实证，作为临床护理依据的过程；是慎重、准确、明智地应用当前所获得的最好的研究依据，并根据护士的技能和临床经验，考虑病人的价值、愿望和实际情况，三者结合制订出完整的护理方案。循证护理挑战常规和某些习惯性的护理活动，提倡护士将临床经验与系统的研究实证相结合，以获得科学的护理方法，这对提高护理学科的地位和独立性有着积极的意义。

三、护理工作的场所从医院扩展到社区和家庭

由于人口的老龄化及生活方式的改变，老年人、慢性病病人增多，对护理的需求增大，而这些护理将不可能集中在医院内进行，会逐渐向社区和家庭扩展；医疗技术手段的进步，使更多原来需要在医院才能实施的治疗方法和技术可以在社区、家庭中开展；随着卫生保健和医疗体制的改革，医疗保险制度的逐步成熟和完善，为减轻住院医疗费用支出过高的压力，缩短病人住院时间以节省费用是必然趋势，这就需要大量的社区护理、家庭护理作为病人出院后的后续服务，保证病人虽离开医院但不影响治疗和康复的进程，

保证治疗护理的连续性和协调性。内科疾病中慢性病居多,病人出院后的治疗和护理的连续性显得更为重要。这使得内科护理的工作场所必然会向社区和家庭扩展,越来越多的内科护士将在社区初级卫生保健领域里从事护理和健康保健工作。

第二章 呼吸系统疾病病人的护理

第一节 呼吸系统疾病的常规护理

(1)提供良好的休息环境,保障病人有充足的睡眠;对有睡眠障碍者可遵医嘱给予适当的镇静催眠药,但要注意呼吸衰竭的病人忌用有呼吸中枢抑制作用的药物。鼓励病人参加适当的体育运动和呼吸功能锻炼,以改善肺功能,提高机体的免疫力,减少或防止呼吸道感染;但严重呼吸衰竭者宜卧床休息,以减少机体耗氧量。

(2)病人宜进食高蛋白、高维生素、高热量饮食为主,以改善病人的全身状况,恢复体力;宜多饮水,以补充机体的过多损失,避免痰液黏稠;宜多进食高膳食纤维饮食,以避免大便干结而加重呼吸困难和诱发咯血;避免进食产气食物和过饱,以避免腹胀影响呼吸运动;有二氧化碳潴留者宜低糖饮食,以免增加机体二氧化碳负荷。

(3)保持病人居住环境整洁安静、空气清新和适宜的温湿度;避免刺激性气体和尘埃的吸入;不布置花草;不使用动物皮毛制品。

(4)鼓励病人不吸烟或戒烟;尽量减少人群聚集场所的活动,减少对病人的探视,以免增加呼吸系统感染的机会。

(5)注意观察病人的咳嗽、咳痰,痰液的性状、量、气味;咯血的量、性状;呼吸的频率、节律、幅度,有无鼻翼扇动和呼吸"三凹征";病人的体温、脉搏、神志变化;皮肤、黏膜有无发绀潮红、多汗等。

(6)按检验的要求采集检验标本,如痰液的采集、动脉血气分析的标本采集等。做好气管插管、气管切开、纤维支气管镜(纤支镜)、胸腔穿刺术等诊疗操作的术前、术中、术后的护理。

(7)做好咳嗽与咳痰咯血、肺源性呼吸困难等症状的护理工作。

(8)遵医嘱给予抗感染药、祛痰药、止咳药、平喘药、呼吸兴奋药等药物治疗；指导病人正确使用手持定量雾化吸入器(MDI)；注意药物的适应证和禁忌证；观察药物的不良反应，掌握和及时调整用药的时间、剂量、速度。

(9)遵医嘱给予氧疗,注意氧疗的方式、吸氧的浓度或流量、吸入氧的湿化、用氧安全,指导病人正确使用家庭氧疗(LTOT),注意观察氧疗的效果。

(10)了解病人的心理状态和家庭状况，帮助病人树立战胜疾病的信心；指导病人的日常生活、日常用药和呼吸功能恢复锻炼，提高病人的自护能力。

第二节　呼吸系统疾病常见症状的护理

一、咳嗽与咳痰

咳嗽是机体的一种保护性反射动作，借咳嗽可排出呼吸道内的分泌物和异物。咳痰是借咳嗽将呼吸道黏膜的分泌物或肺泡的渗出物排出体外的动作。咳嗽、咳痰是呼吸系统疾病最常见的临床表现之一，亦可由循环系统疾病(如左心衰竭)、纵隔疾病(如纵隔肿瘤)、胸膜疾病(如胸膜炎)和神经精神因素(如脑炎、癔症)等引起。咳嗽虽为一保护性反射动作，但剧烈、频繁、持久的咳嗽使肺泡内压力增加，影响呼吸和循环功能，对机体产生不利影响。

(一)一般护理

1.休息与活动

注意保暖，避免受凉。改善室内环境，保持空气新鲜流通，避免尘埃与烟雾的刺激；维持室内适宜的温度(18～20℃)与湿度(相对湿度为50%～60%)。避免剧烈活动；适当增加休息时间，保持舒适体位，以保障足够的体力。

2.补充水分和营养

一般每日应保证饮水不少于 1500 mL，有脱水者更应积极纠正，足量的水分可防止痰液黏稠，利于排痰。给予高蛋白、高维生素饮食，以帮助病人恢复体力；避免辛辣等刺激性食物，以免诱发或加重咳嗽。

(二)病情观察

密切观察病人咳嗽咳痰情况；观察病人体力情况，判断其能否有效咳嗽；记录痰液的量和性状；观察有无发热、胸痛喘息等症状；是否咯血。对意识障碍者、无力咳嗽者，要警惕窒息的发生。

(三)促进排痰

1.指导病人有效咳嗽

对神志清楚且能合作者，根据病情指导病人正确的咳嗽方法：①病人取坐位或卧位等舒适体位，先进行 5～6 次深呼吸，之后于深吸气末屏气，继之咳嗽，连续数次直至将痰咳至咽部吐出为止；②病人取屈膝坐位，大腿上置一枕头，咳嗽时身体前倾，以使枕头顶住腹部增加腹压将痰排出；③病人取俯卧屈膝位咳嗽，利于腹肌收缩增加腹压将痰排出。经常变换体位有利于痰液的排出。

2.胸部叩击与胸壁震荡

胸部叩击与胸壁震荡是在病人身体表面产生特定方向周期变化的治疗力，以促进痰液排出的一种方法。其中叩击与震荡所产生的垂直方向治疗力促使呼吸道黏膜表面黏液与代谢物松弛和液化；水平方向治疗力产生定向挤推作用，帮助已松动液化的黏液按照选择的方向(如细支气管→支气管→气管)排出体外。适应于久病无力、年老体弱、长期卧床等排痰无力痰液排出不畅者。咯血、心血管状况不稳定(如低血压肺水肿)、未经引流的气胸、肋骨骨折及有病理性骨折史者，禁做叩击与震荡。

3.湿化呼吸道

适于痰液黏稠不易咳出者。常用雾化吸入法，使湿化液成为高密度且均匀的气雾颗粒，吸入后能到达末梢呼吸道，排痰效果好。湿化液常用水、生理盐水、低渗盐水等，亦常在湿化液内加入痰溶解剂、支气管扩张药、抗生素等药物，达到祛痰平喘、抗菌的作用。一般雾化吸入的时间以 10～20 分钟为宜。

雾化吸入时要注意防止窒息，因黏稠的分泌物湿化后发生膨胀可阻塞呼吸道，故在雾化吸入的同时要帮助病人排痰，尤其是年老体弱者；湿化液温度要适宜(35～37℃)，过高可损伤呼吸道黏膜，过低可诱发支气管痉挛；雾化吸入时间不宜过长，因呼吸道过度湿化可因呼吸道黏膜水肿致呼吸道狭窄；湿化液内加药后要注意观察药物的不良反应。

4.体位引流

体位引流是置病人于特殊体位将肺与支气管所存积的分泌物，借助重力作用使其流入大气管并咳出体外，又称重力引流。有效的体位引流有利于排分泌物、排菌、排毒、排变应原，保持呼吸道通畅，更有利于改善高碳酸血症和低氧血症，从而有利于改善症状和减少并发症的发生。体位引流常配合拍背、震荡和有效咳嗽等胸部物理治疗，适用于支气管扩张、肺脓肿、慢性支气管炎等痰液较多者。对高血压、心力衰竭、肺水肿、呼吸困难或呼吸衰竭、近 1～2 周内曾有大咯血史及高龄、极度衰弱不能耐受者等应禁忌体位引流。

5.机械吸痰

适于意识障碍者、分泌物黏稠无力排出者、咳嗽反射减弱或消失者。可经病人的口鼻、气管插管或气管切开处进行负压吸痰。吸痰时负压不宜过大，以免损伤呼吸道黏膜；每次吸痰时间不宜超过 30 秒，两次吸痰间隔时间不短于 3 分钟。在吸痰前、中、后适当提高吸入氧浓度，以防吸痰引起或加重低氧血症。

二、肺源性呼吸困难

呼吸困难是指病人主观感觉空气不足，呼吸费力；客观表现为用力呼吸、呼吸辅助肌参与呼吸运动，伴有呼吸频率、幅度和节律的异常。由呼吸系统疾病所致的呼吸困难称肺源性呼吸困难，其病因有：①呼吸道狭窄或阻塞；

②肺部疾病；③胸廓、胸腔或呼吸肌疾病。肺源性呼吸困难临床上分三种类型。①吸气性呼吸困难：见于胸腔外呼吸道狭窄的疾病。特点为吸气时间延长，吸气显著困难，重者出现吸气"三凹征"（胸骨上窝、锁骨上窝和肋间隙凹陷），常伴有吸气性哮鸣音。②呼气性呼吸困难：见于胸腔内呼吸道狭窄的疾病。特点为呼气时间延长，呼气显著困难，常伴呼气性哮鸣音。③混合性呼吸困难：除通气功能障碍以外的其他原因所致的呼吸困难，表现为吸气、呼气均费力，呼吸浅而快，常有肺泡呼吸音减弱或消失，可有病理性呼吸音。

（一）一般护理

1.休息与活动

病人宜卧床休息，采取半卧位或端坐位以利呼吸，必要时设置跨床小桌，以便病人伏桌休息；保持安静舒适、空气新鲜、适宜温湿度的良好环境，避免刺激性气体、粉尘、烟雾的吸入。尽量减少病人的活动和不必要交谈，以减少机体的氧气消耗。病情严重者应置于重症监护病房严密监护。

2.补充水分和营养

宜进富含维生素、易消化食物，保证摄入足够的热量，以维持病人的体力。避免进食易产气的食物(如红薯等)，以免腹胀而影响呼吸；补充足够的水分以免因用力呼吸、出汗等造成机体水分不足而致痰液黏稠。

（二）病情观察

严密观察病情变化，及时发现和解决病人的异常情况。观察病人的体位；监测呼吸频率、深度和节律；观察体温、脉搏变化；观察呼吸道是否通畅；观察皮肤黏膜情况；监测血气分析结果，判断低氧血症和(或)二氧化碳潴留程度。

（三）对症护理

1.氧疗

按医嘱给予合适的氧疗。

2.保持呼吸道通畅

呼吸道分泌物较多者，要及时帮助病人排痰，保持呼吸道通畅。

3.呼吸训练

指导病人做慢而深的呼吸，以提高呼吸的效率。

（四）用药护理

遵医嘱给予支气管扩张药、呼吸兴奋药等，观察药物的疗效和不良反应。

三、咯血

咯血是指喉及喉部以下的呼吸道或肺部的出血经口咯出。咯血常由呼吸系统疾病如支气管扩张、肺结核等所致；也可由心血管系统疾病、血液系统疾病、感染性疾病所致。大咯血者可致失血性休克，属内科急症，临床上须与呕血及鼻、咽等部位的出血作鉴别。

（一）一般护理

1.休息与活动

病房内保持安静，避免不必要的交谈以减少肺部活动度。少量咯血者应静卧休息；中等量和大量咯血者要绝对卧床休息，减少翻动。病变部位明确者取患侧卧位，以防止大咯血时阻塞健侧呼吸道；病变部位不明者取平卧位，头偏向一侧。

2.饮食

咯血者宜进温凉饮食（水），因过热或过冷的饮食（水）均可加重咯血。鼓励病人多饮水，但要避免浓茶、酒、咖啡等刺激性饮料；多食富含纤维素饮食，以避免大便干结。

（二）病情观察

定时监测生命体征和意识状态的变化并详细记录；观察病人咯血的量及性状，以了解出血的速度；密切观察有无窒息先兆或窒息发生，积极做好抢救的准备。

（三）防止窒息

指导病人轻轻咯出残存于呼吸道内积血。告诉病人大咯血时切不可屏气，以免诱发声带痉挛、血液引流不畅而形成血块阻塞呼吸道。避免使用中枢性镇咳药，以免咳嗽中枢受抑，咳嗽反射消失致血液不能咯出。当出现窒息先兆时，要劝告病人身心放松，不可屏气，以防声带痉挛，并立即通知医生，同时准备好抢救器械和药品，如鼻导管吸引器、喉镜、气管插管、气管切开包、止血药、升压（血管收缩）药、备血等。当发生窒息时，立即置病人于头低足高位，轻拍背部以利血块排出；或立即用金属压舌板撬开紧咬的牙齿，手指套上纱布将咽喉部血块清除；或迅速用鼻导管接吸引器插入气管内将血液吸出；必要时行气管插管，直视下吸取血块。血块清除后若无自主呼吸，应行人工呼吸。

（四）用药护理

要保证静脉输液畅通。少量咯血者遵医嘱常用云南白药口服、酚磺乙胺（止血敏）肌内注射或静脉滴注等止血。大咯血者遵医嘱常用垂体后叶素止血，其用法为 10 U 加入 20～30 mL 生理盐水或葡萄糖液中缓慢静脉注射（15～20分钟），然后以 10～40 U 加入 5%葡萄糖液 500 mL 中静脉点滴维持治疗；该药有收缩血管和平滑肌的作用，故冠心病、高血压、妊娠者禁用；用药过程中注意观察有无恶心、便意、心悸、面色苍白等不良反应，要注意控制和调整滴速。咳嗽剧烈者可遵医嘱给予小剂量镇咳药。

第三节　急性呼吸道炎症病人的护理

急性呼吸道炎症即指发生于呼吸道的急性炎症，包括急性上呼吸道感染和急性气管-支气管炎。急性上呼吸道感染是鼻、咽、喉部急性感染性炎症的总称。急性气管-支气管炎是由感染、物理、化学刺激或过敏等因素引起的气管-支气管黏膜的急性炎症。急性呼吸道炎症具有一定的传染性，发病率高，全身或呼吸道局部免疫功能低下者更易反复发病，但一般病情较轻，病程较短，预后良好。

一、临床表现

(一)急性上呼吸道感染

1.普通感冒

俗称"伤风"，起病较急，早期有咽干、咽痒、鼻塞、喷嚏、流清涕等，可有低热、头痛、咽痛、声嘶、听力减退(咽鼓管阻塞所致)、轻微咳嗽等。体检可见咽部明显充血、水肿、有分泌物。一般5～7天自愈。

2.病毒性咽炎、喉炎

病毒性咽炎主要表现为咽痒和咽部灼热感，可有发热和乏力，咽痛轻而短暂；当有吞咽疼痛时，提示有链球菌感染。体检可见咽部明显充血、水肿。

病毒性喉炎主要表现为声嘶、讲话和咳嗽时喉部疼痛，常有发热、咽痛和咳嗽，一般无痰或有少许黏液痰。体检可有颌下、颈淋巴结肿大和触痛。间接喉镜检查可见喉部充血、水肿。

3.疱疹性咽峡炎

常由柯萨奇病毒A引起，多见于夏季，主要表现为发热和咽痛。体检可见咽峡部充血，表面有灰白色疱疹及浅表溃疡。病程1周左右。

4.咽—结合膜炎

主要由柯萨奇病毒、腺病毒引起，多见于夏季，主要表现有发热、畏光、流泪、咽痛等。体检可见结膜及咽部明显充血。病程一般4～6天。

5.细菌性扁桃体炎

多由溶血性链球菌引起，起病急，表现为畏寒、发热、咽痛。体检可见咽部充血，扁桃体肿大充血，表面有黄色点状渗出物，颌下淋巴结肿大和触痛。

(二)急性气管-支气管炎

常先有急性上呼吸道感染的表现，继之咳嗽、咯痰。咳嗽开始不重，痰呈黏液样，1～2天后痰转呈黏液脓性，常在晨起、体位改变、吸入冷空气或体力活动时阵发性咳嗽；全身症状轻微，可有发热、头痛等。病程可达 2～3 周。

二、护理措施

(一)一般护理

1.休息与活动

嘱病人尽量减少社区活动，防止交叉感染；注意保暖，避免受凉；保持室内空气流通和适宜的温湿度；适当休息，特别是发热的病人；给病人提供安静的入睡环境，指导病人运用促进睡眠的措施如睡前泡足、听音乐等，必要时可遵医嘱睡前给予镇咳、镇静类药物，以保证睡眠质量。

2.饮食

给予清淡、可口、易消化、富含维生素的饮食，保证足够的热量供应。宜多饮水，尤其是发热的病人。

(二)病情观察

注意体温的变化、咳嗽的特点及诱发加重的因素；观察流涕、痰液的性状。警惕并发症的发生，如出现听力减退、耳鸣、耳部疼痛提示中耳炎。

(三)对症护理

1.口腔护理

保持口腔卫生，餐后漱口或口腔护理。

2.眼部护理

有结膜炎者，应避免强光对眼的刺激，以免加重结膜的炎症；分泌物多者，要及时用温湿毛巾拭去；必要时，可用适当的眼药水(如氯霉素滴眼液、阿昔洛韦滴眼液)滴眼。

3.发热的护理

注意体温升高的早期表现：当病人有畏寒或寒战时，应注意保暖，如适当增加被褥；随时测量和记录体温并及时报告医生。高热时，应采取物理降温的措施或遵医嘱使用解热镇痛药降温；出汗后及时更换衣服、被褥，保持皮肤干燥；鼓励病人多饮水。

三、用药护理

根据医嘱使用药物，告知病人药物的作用、可能的不良反应等。使用解热镇痛药者注意可因大量出汗致虚脱；使用含有抗组胺类药物的复方制剂时，要嘱其避免在高空等危险场所。

第四节　支气管哮喘病人的护理

支气管哮喘简称哮喘，是由多种细胞和细胞组分参与的呼吸道慢性炎症性疾病。这种慢性炎症导致气道高反应性，出现可逆性气流受限，引起反复发作的喘息、气急、胸闷和咳嗽等。哮喘为一常见的呼吸系统疾病。据统计，我国成人发病率为 0.7%～1.5%，儿童为 0.7%～2.03%，且发病率有逐年增高的趋势。

一、一般护理

1.休息与活动

提供安静、舒适、适宜温湿度的环境。室内保持清洁、空气流通；避免布置花草、地毯；避免使用羽绒、羊毛或丝织物；整理床铺时避免尘埃飞扬。哮喘发作时协助病人采取舒适体位，如半卧位、坐位或桌边、床边使病人伏桌休息，以减轻体力消耗。

2.饮食

哮喘病人的饮食以清淡、易消化、高蛋白、富含维生素和钙的食物为主；避免进食硬、冷、油炸食物；不宜食用鱼、虾蟹、蛋类、牛奶、蜂蜜等食物；部分哮喘发作可因不当饮食诱发或加重，应帮助病人寻找与哮喘发作有关的食物并避免食用。哮喘发作时应鼓励病人饮水 2000～3000 mL/d，必要时遵医嘱静脉补液。

3.保持皮肤清洁

舒适哮喘发作者常大量出汗，应每天温水擦浴，勤换衣服、床单、被褥等，保持皮肤的清洁、干燥。

4.氧疗

重症哮喘病人多有不同程度的低氧血症，应予氧疗。

二、病情观察

注意哮喘发作的前驱症状，如咽痒喷嚏、流涕等。哮喘发作时要严密监护，尤其是在夜间和凌晨易发和易加重的时间段内。观察病人意识状态、呼吸频率、幅度、节律，发绀情况，心率、血压；注意呼吸音哮鸣音的变化；监测动脉血气分析等。了解病情和治疗效果，如经治疗病情无改善，要做好机械通气准备。

三、定量吸入器(MDI)的正确使用

正确使用 MDI 是保证吸入治疗效果的关键。根据病人文化素质、学习能力提供 MDI 的学习资料；演示 MDI 的正确使用方法：打开 MDI 盖子，摇匀药液，深呼气至不能再呼时，张口将 MDI 喷嘴放入口中，双唇紧含喷嘴，经口缓慢吸气，吸气的同时用手按压喷药驱动装置，直至不能再吸时，屏气 5～10 秒后再呼气。指导病人反复练习并观察其使用方法是否正确，直至病人完全掌握。

四、用药护理

1.β₂-受体激动剂

指导病人按医嘱用药，告诫病人不可长期单独使用，否则会导致支气管平滑肌β₂-受体功能下调，产生耐药现象；不可用量过大，尤其是全身用药时，否则可引起严重心律失常，甚至发生猝死。β₂-受体激动剂的主要不良反应有头晕、头痛、心悸、肌肉震颤等，继续用药一段时间或停药后即可消失，一般无须特殊处理。

2.糖皮质激素

吸入用药效果好，不良反应少，但要指导病人吸入用药后立即漱口，否则少数病人可出现口咽部真菌感染；全身用药时告诫病人严格按医嘱用药，不得自行停药或随意减量。注意观察高血压、糖尿病、骨质疏松、消化道出血、类库欣综合征等不良反应，定期监测血电解质，积极预防继发感染。

3.茶碱类

茶碱类药物治疗窗口窄(即有效浓度与中毒浓度接近)，有效血药浓度为$10\sim20\ \mu g/mL$，超过$20\ \mu g/mL$即可引起毒性反应，且其代谢个体差异较大。肝、肾功能障碍及老年、妊娠者，合用组胺H_2-受体拮抗剂、喹诺酮类、大环内酯类抗生素等药物者，均可影响其代谢，使其排泄减慢，故最好在血药浓度监测下用药。其毒性反应多见恶心呕吐、头痛、不安、失眠、易激动等，严重时出现心律失常、惊厥，甚至心脏停搏。用药过程中要密切观察，一旦发现毒性症状应立即停药。静脉注射时浓度不宜过高，速度不宜过快，注射时间不能短于 10 分钟，否则可能突然出现心脏停搏。茶碱缓释片或控释片对控制夜间发作效果较好，用药时必须整片吞服。

五、心理护理

哮喘发作时病人常精神高度紧张、恐惧烦躁，而不良情绪又会加重哮喘发作。医护人员应尽量守护于病人身边，多安慰病人，使其产生安全和信任感；通过诱导、暗示或现身说法等方式使病人身心放松；必要时采用背部按摩的方法使病人感觉呼吸轻松。稳定的情绪有利于症状的缓解，不少有经验的哮喘病人在有先兆症状时立即放松、静坐，可避免发作。频繁发作或慢性持续期的哮喘病人，社会活动和工作能力减弱，易产生抑郁焦虑及性格的改变，应给予心理疏导和教育，向病人解释不良情绪的危害性，多用鼓励性语言，减轻病人心理压力，提高治疗的信心和依从性。

第五节　支气管扩张病人的护理

支气管扩张是指中等大小的支气管因管壁肌肉和弹力支撑结构破坏引起的慢性异常扩张。临床表现为慢性咳嗽、咳大量脓痰和反复咯血。多起病于儿童或青年时期的百日咳、麻疹、迁延不愈的支气管肺炎等。随着计划免疫的接种和及时抗感染药物的应用，支气管扩张的发病呈逐渐减少的趋势。

一、一般护理

1.休息与活动

病人在病情稳定时(无咯血、无继发感染)，可从事日常工作和生活自理，但应避免屏气用力，以免诱发咯血；少量咯血者应静卧休息；中等量和大咯血者应绝对卧床休息。

2.饮食

病人因反复继发感染，病程长者多有营养不良，应进食高热量、高蛋白、高维生素饮食，以供机体所需；多进食富含纤维素的蔬菜和水果，以避免便秘；鼓励病人多饮水，以利于排痰。咯血者，饮食、饮水温度要适宜，指导病人咳痰后及进食前后漱口，以祛除口中异味，促进食欲。

二、病情观察

注意病人全身状态，如消瘦、贫血、发热等。记录24小时排痰量，观察痰液的性状、气味、静置后有无分层。要密切观察病情变化，有无呼吸急促或费力、面色变化等，警惕窒息的发生，并备好抢救用品。

三、用药护理

(1)遵医嘱应用抗感染药、祛痰药、支气管扩张药等，注意观察药物的不良反应。

(2)遵医嘱使用垂体后叶素止血。

四、心理护理

支气管扩张因疾病反复发作迁延不愈，病人易产生悲观、焦虑心理，护理人员要以亲切的态度多安慰病人，讲明支气管扩张反复发作的原因，帮助病人树立战胜疾病的信心，以解除不良心理。咯血时，尤其是咯血量大时，病人常感对生命构成威胁而极度恐惧，护理人员应陪伴病人，保持其情绪稳定，避免因情绪激动、焦虑不安而加重出血。

第六节　慢性阻塞性肺病(COPD)病人的护理

COPD 是一种以气流受限为特征，呈进行性发展的肺部疾病。慢性气流受限是呼吸道疾病(阻塞性细支气管炎)和肺实质破坏(肺气肿)共同作用所致。COPD 通常是指具有气流受限的慢性支气管炎(简称慢支)和阻塞性肺气肿(简称肺气肿)。慢支是指气管、支气管黏膜及周围组织的慢性非特异性炎症，临床上以反复发作的咳嗽、咳痰，或伴有喘息的慢性过程为特征，诊断标准为每年持续咳嗽、咳痰超过 3 个月，连续 2 年，并能排除其他已知原因的慢性咳嗽者。慢支病人咳嗽、咳痰先于气流受限，只有当慢支出现气流受限且不能完全可逆时才能视为 COPD，故慢支病人只能视为 COPD 的高危人群。阻塞性肺气肿是指终末呼吸单位过度充气呈永久性扩张，并伴有肺泡间隔的破坏，实为 COPD 所致肺结构的改变。哮喘也有气流受限，但其气流受限是可逆的，不属 COPD。

一、一般护理

1.休息与活动

COPD 早期可视病情安排适当的活动量，活动强度以不加重症状、病人无疲劳感为度。急性加重期应卧床休息。晚期则不宜从事任何体力活动，协助病人取舒适体位，一般半卧位或身体前倾位，借重力作用使膈肌下降，胸腔容积增大，同时利于呼吸辅助肌参与呼吸运动。

2.饮食

病人因呼吸困难、反复呼吸道感染等使机体能量消耗增加；食欲减退而进食量不足、食物消化吸收障碍等致营养摄入不足，多数病人营养不良。要向病人及家属宣讲合理饮食的意义，解释摄取足够营养对保持和恢复体力、增强机体免疫功能的重要性。鼓励病人进易消化的高热量、高蛋白、高维生素饮食；便秘者鼓励多进食高膳食纤维的蔬菜、水果，同时供应足够的水分以满足机体所需。每日正餐应安排在病人最饥饿、休息最好的时间；进餐前至少要休息 30 分钟；餐前和进餐时避免过多饮水；提供舒适的就餐环境和适于病人口味的食物，并经常更换食谱，以刺激病人的食欲；避免进食产气食物和过饱，做到少量多餐，以免因腹胀而影响呼吸；餐后漱口，必要时口腔护理以保持口腔清洁、舒适，减少异味，促进食欲。

3.呼吸运动训练

指导病人进行腹式呼吸和缩唇呼吸训练，能有效加强膈肌的运动能力，增加通气量，改善呼吸功能，减轻呼吸困难，提高活动耐力，具体训练方法如下。

(1)腹式呼吸训练：病人取立位(体弱者可取坐位或半卧位)，左、右手分别置于腹部和胸前，全身肌肉放松，静息深吸缓呼。吸气时用鼻吸入，尽力挺腹，胸部不动；呼气时用口呼出，收缩腹部，胸廓保持最小活动度，呼吸频率为每分钟 7～8 次。开始每日 2 次，每次训练 10～20 分钟，熟练后，逐渐增加训练次数和时间，如此反复训练，使腹式呼吸成为其不自觉的呼吸习惯。

（2）缩唇呼吸训练：用鼻吸气和用口呼气，呼气时口唇缩拢似吹口哨状，缓慢呼气。缩唇程度与呼气流速由病人自行调整，以能使距口唇 15～20 cm 处与口唇等高水平的蜡烛火焰随气流倾斜又不致熄灭为度。吸气与呼气时间比为 1/3～1/2。

4.氧疗

呼吸困难伴低氧血症（$PaO_2<60$ mmHg）者，应遵医嘱给予氧疗。一般采用鼻导管或鼻塞低流量（氧流量 1～2 L/min 或氧浓度 25%～29%）持续给氧。对慢性呼吸衰竭者进行家庭氧疗（LTOT），其指针为：①$PaO_2≤55$ mmHg 或 $SaO_2≤88\%$，有或无高碳酸血症；②PaO_2 55～60 mmHg 或 $SaO_2<89\%$，并有肺动脉高压、心力衰竭、水肿或红细胞增多（血细胞比容＞0.55）者。LTOT 对改善肺呼吸生理和血流动力学，提高运动耐力，改善精神状态等有益，从而提高其生活质量，延缓病程进展。

COPD 病人若二氧化碳潴留严重，则主要依靠低氧血症刺激呼吸中枢维持呼吸，此时不宜吸入高浓度氧。因吸氧只能提高 PaO_2 和 SaO_2，而排出二氧化碳使 $PaCO_2$ 下降的作用甚微，若高浓度吸氧使 PaO_2 和 SaO_2 迅速上升，解除了对呼吸中枢的刺激使呼吸频率和幅度降低，肺泡通气量减少，则更加重二氧化碳的潴留。而低流量持续吸氧维持 PaO_2 在 60 mmHg 以上，既能改善组织缺氧，也能防止因低氧血症状态的解除而抑制呼吸中枢，$PaCO_2$ 亦呈逐渐下降的趋势。

吸氧过程中，要注意观察吸氧效果，监测动脉血气分析结果。

二、病情观察

掌握病人的营养状况；观察咳嗽、咳痰的情况。注意痰液的量、性状及咳痰是否顺畅；了解呼吸困难的程度、与体力活动的关系、能否平卧有无加重；了解病人肺部体征，注意有无呼吸衰竭、自发性气胸肺源性心脏病等并发症发生及机体内环境状态。

三、对症护理

保持病人呼吸道通畅，协助有痰病人及时排除痰液。

四、用药护理

遵医嘱应用祛痰药、支气管扩张药、抗感染药等，注意观察疗效及不良反应。

五、心理护理

COPD 是一慢性进行性发展的疾病。病人常因长期患病而劳动能力下降或丧失，社会活动减少，经济负担加重等，而产生压抑、焦虑的心理状态。护理人员应详细了解病人及家属对疾病的态度，了解病人心理、性格、生活方式等方面发生的变化，与病人和家属共同制订和实施康复计划，包括消除诱因、呼吸运动训练、合理用药等，从而减轻病人的痛苦，增强战胜疾病的信心。对焦虑者，教会病人缓解焦虑的方法，如听音乐、下棋、多与朋友交流等方式以分散注意力。

第七节 慢性肺源性心脏病病人的护理

肺源性心脏病（简称肺心病）是指肺组织、胸廓或肺动脉系统的病变引起肺循环阻力增加，形成肺动脉高压，导致右心室肥厚、扩大，伴或不伴右侧心力衰竭的心脏病。按起病急缓，可分为急性肺心病和慢性肺心病。急性肺心病是由内源性或外源性栓子阻塞肺动脉或其分支所致；慢性肺心病是由肺组织、胸廓或肺动脉系统的慢性病变所致。慢性肺心病是呼吸系统的常见病之一，在我国平均患病率约为 0.4%，高纬度地区的患病率明显高于低纬度地区，我国北部及中部地区 15 岁以上人口的患病率约为 3%。

一、一般护理

1.休息与活动

改善睡眠。尽可能地减少白天睡眠时间和次数；避免饮酒；限制午后饮用浓茶、咖啡等饮料；限制睡前饮水量，以避免或减少夜间排尿；睡前温水泡足或温水沐浴或背部按摩；保证安静舒适的入睡环境；入睡时全身肌肉放松，进行缓慢的深呼吸，以促进睡眠。

对心肺功能代偿期的病人，要鼓励病人进行适量的运动，向病人解释活动对身体康复的意义，注意培养病人坚持活动的意识；活动量宜缓慢增加，以不加重症状为度。对心肺功能失代偿者，应绝对卧床休息，协助病人翻身，定时更换姿势；指导病人进行肢体肌肉的舒缩活动；指导和鼓励病人进行腹式呼吸运动和缩唇呼吸等呼吸肌功能的训练和锻炼。对有肺性脑病者应予床挡等加强安全防护，必要时由专人护理。

2.饮食

病人宜少食多餐，以软食为主，避免就餐时的疲劳；多进食含高膳食纤维的蔬菜和水果，防止腹胀、便秘而加重呼吸困难；保证热量供应，每日至少供应热量 125.52 kJ（30 kcal/kg），其中蛋白质至少 1.0～1.5 g/kg，以优质蛋白为主。有心力衰竭者，应限制钠、水的摄入。必要时静脉补充营养。

3.皮肤护理

长期卧床者极易形成压疮，指导病人穿宽松柔软的衣服，定时翻身更换体位；长期受压处垫气圈，有条件者使用气垫床。

4.吸氧

宜低流量持续吸氧。

二、病情观察

观察病人的咳嗽、咳痰情况，痰液的性状、量；呼吸的频率、节律、幅度及变化特点，与活动的相关度；注意发绀情况，定期监测血气分析的变化等，从而评估呼吸困难的程度。注意心率的改变；颈静脉充盈情况；有无水肿及严重程度；尿量的变化等，从而评估心功能状态。密切观察病人头痛、烦躁不安、神志变化等，警惕肺性脑病的发生。如有异常应及时通知医生。

三、对症护理

有痰者要帮助病人及时排出痰液。

四、用药护理

对有二氧化碳潴留和(或)呼吸道分泌物较多者，避免使用中枢抑制药物(如镇静药、麻醉药、中枢性镇咳药等)，以免抑制呼吸功能和咳嗽反射，加重二氧化碳潴留诱发或加重肺性脑病；使用抗感染药时，注意观察感染的表现(如发热、脓痰等)是否得以控制，有无继发真菌感染。使用血管扩张药(如酚妥拉明)静脉滴注时，注意随时观察病人的心率、血压等情况，及时调整滴速。

五、心理护理

肺心病是一种反复发作、进行性加重的疾病，长期的疾病状态和多次的住院治疗，给病人造成很大的精神压力和经济负担，病人往往表现为忧虑情绪波动、缺乏自信等。不良的心理常使呼吸困难、心力衰竭加重。因此要做好病人的心理护理工作，如多与病人沟通、帮助病人了解疾病过程、缓解压力、增强自信心等。病情危重者常在夜间更加恐惧不安，可采取病室开灯、加强巡视、让病人家属陪伴等措施，以增加病人的安全感。

六、常见护理诊断与医护合作性问题

1.气体交换受损

与肺泡和肺毛细血管床面积减少、通气/血流比例失调有关。

2.清理呼吸道无效

与支气管黏膜充血、水肿，痰量增多、黏稠，病人无力咳嗽有关。

3.活动无耐力

与肺、心功能减退引起低氧血症有关。

4.体液过多

与心排血量减少、钠-水潴留有关。

5.睡眠形态紊乱

与呼吸困难、不能平卧有关。

6.潜在并发症

肺性脑病。

第八节　肺炎病人的护理

肺炎(pneumonia)是指终末呼吸单位和肺间质的炎症，可由感染、理化因素、免疫损伤等引起。其中以感染，尤其是细菌感染最常见。一般未表明特定病因者，肺炎即指感染性肺炎。细菌性肺炎为一种常见病，抗菌药物应用与发展虽一度使细菌性肺炎的预后有了很大的改观，但近年来总的死亡率又有所上升。据统计，目前在我国人口死亡顺序中肺炎居第 5 位，这与病原体变迁、人群结构变化、医院获得性感染增多、不合理使用抗菌药物导致细菌耐药性增加等因素有关。

一、一般护理

1.休息与活动

室内环境保持空气流通，环境安静、清洁、舒适、温湿度适宜。减少探视、减少搬动、集中安排治疗和护理活动，避免过多的谈话影响病人的体力。指导病人采取合适的体位，如侧卧位可预防或减少分泌物吸入肺内半卧位可增加肺容量，并经常变换体位，以减少分泌物的淤积，促进痰液的排出。要保证病人足够的休息时间，以减少机体的耗氧量。

2.饮食

给予高热量、高蛋白、高维生素，易消化的清淡流质或半流质饮食，饭后漱口或口腔护理以保持口腔卫生。有意识障碍者应鼻饲。宜少食多餐，避免过饱影响呼吸。鼓励病人多饮水，以补充因发热、出汗、呼吸急促所丢失的水分，避免痰液黏稠，利于痰液的排出。

3.氧疗

有气急、发绀者应监测血气分析，及时给予氧疗，一般采取高流量给氧，维持 $PaO_2 > 60$ mmHg，以改善缺氧状态。若基础疾病为 COPD，应给予低流量持续给氧。

二、病情观察

监测病人的体温、脉搏、呼吸、血压、尿量，特别要注意体温的变化、有无呼吸困难及发绀情况；注意有无咳嗽、咳痰以及注意痰液的性状和量；观察病人的神志改变，尤其是儿童年老体弱及有其他基础疾病者，因其更易并发感染中毒性休克。

三、对症护理

(1)高热的护理。

(2)咳嗽咳痰的护理。

(3)胸痛的护理：肺炎病人的胸痛系炎症波及胸膜所致，随呼吸和咳嗽而加重。可采取患侧卧位，在咳嗽时可用枕头等物夹紧患侧胸部；必要时用宽胶布固定患侧胸部以减小患侧胸廓的活动度，减轻疼痛。频繁咳嗽者可遵医嘱适当使用镇咳药，以减少胸痛发作的频率；必要时可适当使用镇痛药，但一般非类固醇类镇痛药效果并不理想。

(4)其他单纯疱疹的护理：局部涂用阿昔洛韦软膏或液状石蜡；失眠或烦躁不安者酌情使用地西泮，禁用抑制呼吸中枢的镇静药。

四、感染性休克的护理

1.注意休克的早期表现

密切观察病情，发现病人有烦躁、意识模糊、呼吸浅快、发绀、脉搏细数脉压变小、末梢循环差、尿量减少等表现时，要及时报告医师。

2.体位

感染性休克宜取仰卧中凹位，即抬高胸部 20°和抬高下肢 30°，以利于呼吸运动和增加回心血量。

3.补充血容量

尽快建立两条静脉通路，对烦躁不安者应固定输液的肢体，保证静脉输液的畅通，防止静脉输液外渗。遵医嘱给予低分子右旋糖酐、平衡盐液等液体扩容，以维持有效循环血量、降低血液黏度、预防弥散性血管内凝血（DIC）的发生。扩容的同时随时观察病人的血压、尿量、呼吸、心率、颈静脉充盈情况（条件具备时监测中心静脉压）等，作为调整补液速度的指标。

4.纠正代谢性酸中毒

感染性休克均有程度不同的代谢性酸中毒。纠正代谢性酸中毒最常用 5%碳酸氢钠静脉滴注，既可纠正代谢性酸中毒，又为一扩容措施，因其配伍禁忌多，宜单独输入。应监测血酸碱平衡和电解质的指标，作为决定 5%碳酸氢钠的使用量和纠正电解质平衡紊乱的参考。

5.应用血管活性药物的护理

在应用多巴胺、间羟胺等血管活性药物时，应根据血压随时调整滴速，最好应用输液泵（微泵）单独静脉输入，维持收缩压在 90～100 mmHg。注意防止药液溢出血管外影响疗效和引起局部组织坏死。

6.糖皮质激素

常用地塞米松或氢化可的松做大剂量冲击治疗，有稳定溶酶体膜、改善血管痉挛状态等作用，从而达到抗休克的目的。

五、用药护理

遵医嘱及时使用抗感染药，注意观察药物疗效及不良反应，治疗有效表现为体温下降、症状改善、白细胞逐渐降低等。药物治疗 48～72 小时后应对病情进行评价，若用药 72 小时病情仍无改善需报告医生处理。

六、心理护理

病前健康状态良好的病人常因突然患病而焦虑不安；病情严重者常有恐惧心理；有慢性基础疾病者则常消极、悲观。护理人员要主动询问和关心病人，与病人进行有效的沟通，鼓励病人说出内心感受和对疾病的认识。应耐心给病人讲解疾病的知识，解释各种症状的原因，说明各项诊疗和护理操作的目的、程序，争取病人的配合。告知病人大部分肺炎经治疗预后良好，消除病人恐惧、焦虑、悲观的心理，树立战胜疾病的信心。

七、常见护理诊断与医护合作性问题

1.体温过高

与病原体引起肺部感染有关。

2.气体交换受损

与肺部炎症引起呼吸面积减少、痰液黏稠引起气道阻塞有关。

3.清理呼吸道无效

与痰液黏稠、无力咳嗽有关。

4.疼痛：胸痛

与炎症累及胸膜有关。

5.潜在并发症

感染中毒性休克。

第九节　肺结核病人的护理

结核病是由结核杆菌引起的慢性传染病，可累及机体许多脏器，其中肺部受累形成的肺结核最为常见，占各脏器结核病总数的80%～90%。临床上常有低热、盗汗、消瘦等全身症状和咳嗽、咳痰、咯血等呼吸系统症状。自20世纪50年代初进入抗结核化疗时代以来，我国结核病疫情尽管显著下降，但近年却下降趋缓。我国是人口大国，也是世界结核病大国，目前我国每年因结核病死亡的人数约15万，占全球结核病死亡总数的12.5%左右，结核病仍是我国十大死因之一，结核病的防治仍任重而道远。

一、一般护理

1.休息与活动

休息可减少机体的能量消耗，适当活动可增强机体免疫功能、提高抗病能力。病情较轻的病人在按化疗方案化疗的同时可从事正常的日常工作和生活，但应避免重体力劳动和过度疲劳。随着治疗的进展疲劳感会逐步缓解，这点要让病人了解，鼓励病人适当进行室外活动，如散步、保健操、太极拳等，活动环境要安静、空气清新，使病人心境愉快；要避免在恶劣气象条件下进行室外活动，如大雾、大风、阴雨天气。剧烈咳嗽、咯血、结核中毒症状明显者或结核性胸膜炎有大量胸腔积液者，应卧床休息。卧床休息宜取患侧卧位，以有利于健侧肺的通气功能，亦可减少患侧胸廓活动度，降低病灶向健侧扩散危险。

2.饮食

肺结核系一慢性消耗性疾病，尤其是久病者营养状态极差，对化疗的效果和机体的康复都有很大的影响。因此，合理的饮食以改善机体的营养状态，增强机体免疫力是结核病治疗的一个组成部分。

(1)饮食选择：以高热量、高蛋白、高维生素的食物为主。由于长期发热、盗汗、食欲减退等，使结核病人较长时间处于营养不足状态，就诊时常已有营养不良，因此对营养物质的需要量较高。要鼓励病人多进食，食物中要包括鱼、肉、蛋、奶、豆制品等含优质蛋白丰富的食物和新鲜蔬菜、水果等含维生素丰富的食物，力求营养结构平衡。恢复期的病人要多进食含钙丰富的食物。要有良好的就餐环境；提供的食物要色香味美、细软易消化、符合病人的口味，以增加病人的食欲；食欲减退明显者要少食多餐；部分病人服用化疗药物后出现胃肠道的不良反应，可遵医嘱给予合适的保护胃黏膜的药物，以减轻药物对消化道的刺激，或遵医嘱把服药时间改在餐后服用。少数严重肺结核的病人不能进食或进食不足，要采取静脉高营养的方法保证营养供应。

(2)水分的补充：肺结核病人由于发热、盗汗等原因，使机体的水分损失增加，病人若无心、肾功能障碍，应鼓励病人多饮水，以保证机体代谢的需要，必要时遵医嘱静脉补液。

(3)营养监测：评估病人的营养状况及进食情况，为制订饮食计划提供依据，每周测体重一次并记录，动态判断病人营养状态是否改善。

二、病情观察

动态观察病人临床症状的变化，如咳嗽、咳痰有无加重，痰量有无增减，痰液的性状有无变化，发热的时间及程度有无变化，夜间盗汗的量有无增减，食欲有无改变。咯血者要观察咯血的量、颜色及与咳嗽的关联程度。严重肺结核病人要监测血压、脉搏、呼吸、瞳孔和神志，及时发现并处理呼吸衰竭等并发症。

三、对症护理

(1)结核中毒症状的护理：对干酪性肺炎急性血行播散型肺结核或合并有结核性脑膜炎及有高热等严重结核中毒症状者，遵医嘱在有效化疗的基础上加用糖皮质激素常有明显的效果。若病人持续高热，应物理降温。解热镇痛药多无明显效果。

(2)咯血的护理。

(3)胸腔穿刺的护理。

四、用药护理

化疗是肺结核的主要治疗方法，病人能否完成化疗方案是肺结核能否治愈的关键。

1.全程督导化疗

1995年世界卫生组织(WHO)把在全球积极推行的直接督导下短程化疗(DOTS)战略上升为一种保证结核病控制对策的成功战略。DOTS是对痰涂片检查阳性的病人给予标准短程化疗(6～8个月)或至少初治2个月在医务人员的直接监视下服药，因故未服药必须采取补救措施。DOTS的核心是帮助病人适应并坚持完成规则、全程治疗，提高治愈率，降低复发率和减少耐药病例的发生。

2.治疗知识介绍

对病人介绍肺结核治疗知识时，注意3个方面：①护理人员对病人的宣教最好是病人和家属一起参与，让家属参与可以鼓励和督导病人坚持治疗；②有计划、有目的地向病人及家属介绍有关肺结核治疗的知识，帮助病人及家属加深对疾病和治疗方案的认识，如借助录像、宣传手册、用药时间表等多种手段和方式，讲述并强调执行肺结核化疗原则的重要性和所用化疗方案的合理性；③介绍药物的不良反应时，要强调药物的治疗效果，要让病人认识到不良反应发生概率较小，只要及时发现并处理，大部分不良反应完全可以消失而不影响化疗方案的完成，使病人树立信心，积极配合治疗。

3.自护能力的培养

病人的自护能力，决定其遵从治疗方案的能力。应帮助病人分析治疗过程中可能出现的困难和问题，采取切实可行的克服困难和问题的方法，以培养和提高病人的自护能力。如肺结核治疗失败常由于病人忘记服药、过早停药和不规则服药而造成，对此要制定相应的措施克服之，如使用用药时间表、每天定时服药、使用定时闹钟提醒等避免忘记服药；随时维持足够的药物供应、护理人员建立病人用药档案定期提醒病人购(领)药等，避免因无药可用而自行停药；告诫病人未经医师许可，不可因任何原因而自行停药。

五、心理护理

多数病人被诊断为肺结核时症状不明显或无症状，突然得知患有肺结核时往往难以接受，加之结核病病程较长，又具有一定的传染性，与周围人群的相对隔离易使病人产生敏感、焦虑、自卑、孤独无助的心理反应，但同时又有与人交流的强烈愿望。从健康人向病人的角色转变需要一定的时间和医护人员的帮助，因此，医护人员要充分理解和尊重病人，主动与病人交流，缩短与病人的距离，鼓励病人说出内心的感受并予以安慰；要耐心向病人介绍疾病知识使病人做到心中有数；引导病人减少对疾病的关注，选择适合病人的娱乐方式，丰富病人的生活。

六、常见护理诊断与医护合作性问题

1.遵守治疗方案无效

与对疾病缺乏认识治疗的主动性不够、药物的不良反应有关。

2.营养失调：低于机体需要量

与食欲减退致营养摄入不足、机体消耗增加有关。

3.活动无耐力

与营养不良、发热有关。

4.气体交换受损

与肺组织破坏严重致气体交换面积减少、大量胸腔积液压迫使肺不能充分扩张有关。

5.体温增高

与结核杆菌感染有关。

6.潜在并发症

咯血、肺心病、呼吸衰竭、自发性气胸。

第十节　呼吸衰竭病人的护理

呼吸衰竭是各种原因引起的肺通气和(或)换气功能严重障碍，以致在静息条件下不能进行有效的气体交换，导致缺氧伴(或不伴)二氧化碳潴留，从而引起一系列生理功能和代谢紊乱的临床综合征。在海平面大气压下，于静息条件下呼吸室内空气，并排除心内解剖分流和原发于心排血量降低等情况后，动脉血氧分压(PaO_2)低于 8 kPa(60 mmHg)，或伴有二氧化碳分压($PaCO_2$)高于 6.65 kPa(50 mmHg)，即为呼吸衰竭(简称呼衰)。它是一种功能障碍状态，而不是一种疾病，可因肺部疾病引起，也可能是各种疾病的并发症。

一、一般护理

1.休息与活动

因活动必增加机体 O_2 耗量，故对呼吸衰竭的病人应严格限制其活动量。病情轻者可从事生活自理方面的轻微活动，活动量以不加重病人呼吸困难、心率增快为度；重者宜绝对卧床休息，协助病人采取舒适体位如半卧位、坐位或跨床小桌，以利于呼吸和减少机体耗 O_2 量。

2.饮食

呼吸衰竭者由于食欲减退、进食加重呼吸困难而畏惧进食、消化吸收障碍等致营养供应不足；呼吸功能增加等导致机体营养消耗增加，故机体代谢处于负营养平衡状态，营养支持治疗对提高呼吸衰竭病人的抢救成功率和病人的生活质量有重要意义。能经口进食者应鼓励病人进食高蛋白、高脂肪、高维生素、易消化的饮食，必要时佐以助消化药如多酶片等帮助消化，有 CO_2 潴留者不宜进食过多的糖类；为防止因进食加重缺 O_2 和呼吸困难，宜进流质食物，少食多餐，进餐时应维持或增加给 O_2 量。不能经口进食者(如呼吸困难严重而不能进食者、意识障碍者)应常规鼻饲，必要时遵医嘱给予静脉高营养。

3.预防受伤

许多因素可导致病人受伤，如长期卧床和营养不良可导致皮肤受压部位出现压疮；人工呼吸道和机械通气可造成病人气管和肺的损伤；鼻导管或鼻塞高流量给 O_2 可导致鼻黏膜损伤等，病人意识障碍更增加受伤的危险性。护理人员要注意观察病人，加强防护措施，防止危险因素导致受伤。

二、病情观察

观察病人自主呼吸情况(呼吸的频率、幅度和节律)、肺部体征(呼吸的形式、"三凹征"、呼吸音及啰音等)，使用呼吸机的情况，血压、心率、心音的变化，有无心律失常；注意病人神志的变化，有无肺性脑病的表现；准确记录尿量；观察皮肤黏膜情况(发绀、潮红、出汗、水肿等)；重症病例需 24 小时监测生命体征、意识状态、瞳孔的变化、SaO_2 等，及时了解血气分析、酸碱平衡和电解质检查的结果，有异常情况及时通知医生。

三、氧疗的护理

1.氧疗的意义和原则

氧疗能提高肺泡内 O_2 分压，增大肺泡-静脉血 O_2 分压差，从而加快 O_2 的弥散速度，提高 PaO_2 和 SaO_2，增加组织 O_2 供应，提高机体的运动耐力；亦可扩张缺 O_2 性肺毛细血管痉挛，降低肺动脉高压，从而减轻右心后负荷。临床上根据病人病情、血气分析结果采取不同的氧疗方法，原则上是在保证提高 PaO_2 到 60 mmHg 以上的前提下，尽量降低给 O_2 浓度。I 型呼吸衰竭因无 CO_2 潴留可短时间内间歇高浓度吸 O_2；I 型呼吸衰竭往往需要低浓度持续给 O_2，以避免加重 CO_2 的潴留。

2.氧疗的方法

氧疗的方法有鼻导管、鼻塞、面罩、气管内(经人工呼吸道)和呼吸机给 O_2。鼻导管和鼻塞给 O_2 简单、方便，不影响病人咳痰、进食，缺点是 O_2 浓度不恒定，易受呼吸影响，其吸入氧浓度与给氧流量的关系一般为：吸入氧浓度(%)=21+4×氧流量(L/ min)；高流量给 O_2 时对局部黏膜有刺激，故 O_2 流量不能大于 7 L/min。面罩给 O_2 包括简单面罩、带储气面罩和文丘里面罩，其吸 O_2 浓度相对稳定，可按需调节，局部黏膜刺激小，但在一定程度上影响病人咳嗽和进食，部分病人不能接受。

3.氧疗的观察

氧疗过程中应密切观察氧疗的效果，如病人的神志、发绀、呼吸困难、心率等表现的好转情况，密切监测血气分析结果，注意根据病情的变化和血气分析结果及时调整吸 O_2 流量或浓度，以防发生 O_2 中毒或加重 CO_2 潴留。保持吸入氧合适的温度和湿度，以避免呼吸道干燥和寒冷气流的刺激而导致呼吸道痉挛和痰液黏稠。注意给 O_2 器械的定期消毒。

四、用药护理

1.支气管扩张药

临床常用茶碱类、β_2-受体激动剂。

2.呼吸兴奋药

临床常用尼可刹米(可拉明)、洛贝林、二甲弗林(回苏灵)等，静脉用药，根据其呼吸频率、节律、神志变化、睫毛反应及动脉血气分析结果等调整用量，并注意观察其不良反应，当出现恶心、呕吐、烦躁、面色潮红、皮肤瘙痒、肌肉颤动等现象时宜减慢滴速。

3.中枢抑制类药物

呼吸衰竭病人常因咳嗽、咳痰、呼吸困难等影响睡眠，中枢神经系统缺 O_2 和 CO_2 潴留等可致烦躁不安。护理人员执行医嘱时要注意对药物的判别，除机械通气病人外，禁止使用对呼吸中枢有抑制作用的药物。

五、心理护理

由于对病情和预后的顾虑，病人常有忧郁、恐惧心理，尤其是采用人工呼吸道和机械通气的病人，不能进行语言表达，与人沟通障碍，极易情绪烦躁、痛苦、悲观，对治疗失去信心，甚至产生绝望的心理。护理人员要多与病人交流，鼓励病人说出或写出其内心感受和要求，教会病人自我放松的各种缓解焦虑的办法，如想象疾病已经好转、缩唇呼吸等；营造适当的周边环境吸引病人注意力，减少病人对自身疾病的关注程度；对采用人工呼吸道和机械通气的病人要向病人解释各种仪器器械、各项操作的作用，争取病人的配合以取得最佳疗效；护理人员要学会应用手势、书写等非语言方式与病人进行有效的沟通，以缓解病人的焦虑情绪；对严重躁动的机械通气者产生"人机对抗"时，可遵医嘱适当使用镇静药，以保证呼吸机采用最适宜的通气方式。

六、常见护理诊断与医护合作性问题

1.气体交换受损

与通气不足、气体弥散障碍、通气/血流比例失调有关。

2.清理呼吸道无效

与痰液过多、痰液黏稠、意识障碍、呼吸肌麻痹有关。

3.营养失调：低于机体需要量

与呼吸困难、食欲减退、机体消耗增加有关。

4.焦虑

与呼吸困难、人工呼吸道、关注病情严重程度及预后有关。

5.有受伤危险

与意识障碍、人工呼吸道及机械通气有关。

第三章 循环系统疾病病人的护理

第一节 心血管内科病人的一般护理常规

1.适当休息与活动

心力衰竭、严重心律失常、急性心肌梗死者以卧床休息为主,以降低心脏负荷改善心脏功能,病情稳定后可进行适当的体力活动。

2.合理饮食

戒烟限酒,宜低盐、低脂、低胆固醇、高蛋白质、高维生素、少刺激性饮食,多吃蔬菜、水果。

3.环境

保持环境安静,防止不良刺激,病情危重及烦躁不安者须专人看护,以防意外发生。

4.排便护理

给予高纤维素饮食,定时排便,保持大便通畅,防止便秘,酌情使用轻泻药。

5.病情观察

密切观察病人血压、脉搏、心率、呼吸及神志,了解病人是否有心悸、气急、胸痛等表现。对危重病人进行心电监护,记录 24 小时出入量,监测体重变化,如果病情危急,必须及时报告医生,配合抢救。

6.特殊检查的护理

对电生理检查、射频消融术、冠状动脉造影术病人术前、术中、术后进行护理。

7.特殊情况的护理

对病人心悸、呼吸困难、水肿、胸痛等常见症状及体征采取正确的护理方法。

8.用药护理

遵医嘱用药，严密观察心血管系统常见药物的疗效和不良反应，静脉用药时注意输液速度。如静脉滴注硝普钠时，药液要现配现用，避光，监测血压，控制滴数。

9.抢救准备

备好各种抢救器械(如除颤器、心电图机、心电监护仪、临时心脏起搏器等)及急救药品，掌握其使用方法，做好抢救准备。

10.心理护理

护理人员应尽量多陪伴病人，了解病人的心理情况，消除负性心理，增强病人战胜疾病的信心。

11.健康指导

告知病人有关疾病知识，提高治疗依从性，促进疾病康复。

第二节　循环系统疾病病人常见症状和体征的护理

一、心源性呼吸困难

呼吸困难是指病人主观自觉呼吸费力，空气不足、憋气，客观上表现为呼吸频率、深度及节律的改变，严重时可出现张口呼吸、鼻翼扇动、端坐呼吸及发绀，辅助呼吸肌参与呼吸运动。左心衰竭是心源性呼吸困难最常见原因，右心衰竭也可以出现呼吸困难，两者发生的机制不同，左心衰竭所致的呼吸困难较为严重。

心源性呼吸困难按程度不同，可表现下列形式。①劳力性呼吸困难：是最早出现的症状，其特点是在体力活动时发生或加重，休息时缓解或消失。②夜间阵发性呼吸困难：指病人入睡后突然因憋气而惊醒，并被迫采取坐位，呼吸深快，重者可伴有咳嗽、气喘，肺部出现哮鸣音，称之为"心源性哮喘"，大多于端坐位休息后症状可自行缓解。③端坐呼吸：病人不能平卧，因平卧位时呼吸困难更为严重，常需高枕卧位、半卧位甚至端坐位时方可使憋气好转。④急性肺水肿：是左心衰竭呼吸困难最严重的形式，如不及时抢救，可导致心源性休克而死亡。

心源性呼吸困难的护理措施一般包括以下几项。

1.一般护理

（1）环境与体位：保持环境安静，减少外界不良刺激，病室经常通风，病人衣服宽松，盖被轻软，以减轻病人憋闷感。根据呼吸困难程度采取半卧位或端坐位并加床挡，保证病人的舒适和安全。

（2）休息与活动：严重呼吸困难病人需卧床休息，病情稳定后，可适当主动运动或被动运动，在活动耐力可及的范围内，尽可能让病人生活自理，不要让病人养成过分依赖的习惯，并说服病人家属对病人自理给予理解和支持。循序渐进地增加活动量，从半卧位、坐起或床边静坐到病室内活动、病室外活动，根据病人的身体状况和活动时的反应，确定活动持续时间和频度。

2.病情观察

观察呼吸困难及发绀有无减轻，监测病人活动过程中的反应，若病人活动过程中出现面色苍白、头晕、疲乏、心前区不适、呼吸困难时，应立即停止活动，观察肺部啰音的变化情况，了解血气分析结果是否正常。

3.对症护理

给予氧气间断或持续吸入，根据缺氧程度调节氧流量，并选择适当的湿化剂进行湿化。

4.用药护理

遵医嘱用药，观察药物疗效及不良反应，静脉输液时严格控制滴注速度，通常是20～30滴/分，防止输液过多过快而诱发急性肺水肿。

5.心理护理

多陪伴、多关心病人，建立良好的护患关系，取得病人的信任，鼓励病人说出自己内心的感受，告知病人情绪紧张不利于病情的改善，甚至会加重病情，而合理的治疗可以控制病情的发展，缓解症状。指导焦虑病人恰当运用应对技巧，如听音乐、阅读、与人交谈，转移注意力等。

二、心源性水肿

水肿是指机体组织间隙有过多的液体积聚。心源性水肿主要由于右心衰竭或全心衰竭引起的体循环静脉淤血所致；也可由于渗液性心包炎或缩窄性心包炎引起。其主要特点是：水肿常首先出现在身体低垂部位，如卧床病人的腰骶部、枕部，非卧床病人的胫前、足踝部，为凹陷性水肿，严重者可发生全身性水肿，常合并胸水、腹水和心包积液。此外，病人还会出现尿量减少，近期体重增加。

心源性水肿的护理措施一般包括如下几项。

1.一般护理

(1)休息与饮食：嘱病人多卧床休息，抬高下肢，伴胸水或腹水的病人宜采取半卧位，给予低盐、高蛋白、易消化、不产气饮食，根据病情适当限制液体摄入量，进液量一般为前一日尿量+500 mL。

(2)皮肤护理：做到"七勤"，即勤翻身、勤擦洗、勤按摩、勤换洗、勤整理、勤检查、勤交代，保持床褥平整、干燥、柔软，衣服宽松、舒适；定时翻身，防止局部皮肤长期受压；按摩骨隆突处，严重水肿者可使用气垫床；帮助病人变换体位或使用便盆时，动作宜轻巧，避免强行推、拉、拖，以免擦伤皮肤；慎用热水袋，防止烫伤。

2.病情观察

观察水肿消长情况，定期测体重，有腹水时还需测量腹围，必要时记24小时出入量。注意水肿部位及其他受压部位皮肤有无发红、破溃现象。

3.用药护理

遵医嘱使用利尿药，观察药物疗效和不良反应，注意用药后尿量、体重的变化，监测血电解质，特别注意是否有低钾或高钾血症。

4.对症护理

一旦发生压疮，积极按照压疮护理常规进行护理。

三、心悸

心悸是一种自觉心脏跳动的不适感或心慌感。与病人的敏感程度及心搏出量改变、心律失常有关。心率缓慢、心脏搏动增强或心率加快时，均可感到心悸。引起心悸的常见病因有 3 种。①心脏搏动增强：生理性的见于剧烈运动、情绪激动、饮酒、饮浓茶或喝咖啡后，应用某些药物如肾上腺素、阿托品、甲状腺素片等。病理性的见于发热、贫血、甲状腺功能亢进及主动脉瓣关闭不全等引起左心室肥大。②心律失常：阵发性室上性心动过速或室性心动过速、快速心房扑动或心房颤动、严重的心动过缓如病态窦房结综合征及期前收缩均可引起心悸。③心脏神经官能症：由于自主神经功能失调，致心脏血管功能紊乱引起的一种临床综合征。其发病常与焦虑、精神紧张、情绪激动等精神因素有关，这些症状可在促发因素去除后消失。

心悸严重程度与病情不一定成正比，初发者敏感性强，注意力集中时心悸明显，持续较久者适应，后则减轻；心悸不一定有心脏病，反之，心脏病病人也可不发生心悸。

心悸的护理措施一般包括如下几项。

1.一般护理

对无器质性心脏病的心律失常病人，应鼓励其适当活动，生活规律；症状明显者，应卧床休息，防止活动和激动引起心悸加重，保持环境安静，避免不良刺激，饮食宜清淡，戒烟、忌酒，限制刺激性食物。

2.病情观察

监测心率、心律、脉搏、血压及呼吸，对严重病人行心电监护，备好抢救物品，防止发生猝死。

3.用药护理

遵医嘱用药，观察药物疗效和不良反应。静脉给药时严格控制输液速度，必要时在心电监护下使用，监测用药过程中及用药后病人的心率、心律、血压、脉搏、呼吸的变化。如原有症状加重或出现其他不适表现时及时报告医生。

4.心理护理

鼓励病人说出内心的感受，向病人讲解心悸的原因、控制方法及预后，使病人对心悸有正确的认识；指导病人自我放松，如引导病人听轻音乐，深呼吸，与病友聊休闲话题等。

四、心源性晕厥

心源性晕厥是由于心排血量突然减少或中断引起一过性广泛性脑供血不足所致的短暂意识丧失状态。常见原因有如下几点。①心律失常：是心源性晕厥最常见原因，如严重窦性心动过缓、阵发性心动过速、心室颤动、高度房室传导阻滞、病态窦房结综合征等。伴发高度房室传导阻滞的心源性晕厥又称为阿斯综合征，病人可表现为面色苍白、意识丧失、抽搐、呼吸暂停、瞳孔固定、大小便失禁等。②心脏瓣膜病：如严重的主动脉瓣狭窄。③急性大面积心肌梗死。④肥厚梗阻型心肌病。⑤其他：心脏压塞左心房黏液瘤、二尖瓣脱垂等。反复发生的晕厥是病情严重和危险的先兆。

心源性晕厥的护理措施包括以下几项。

1.一般护理

(1)休息与活动：晕厥发作频繁者应卧床休息，加强生活护理，尽量避免单独外出，避免从事驾车、高空作业等工作，防止意外。

(2)避免诱因：避免剧烈运动情绪激动或紧张等诱发因素，变换体位时，动作不宜过快，一旦发生头晕、眼发黑等先兆症状时，应立即平卧，以免发生意外。

2.用药护理

遵医嘱用药，如心动过缓病人给予阿托品、异丙肾上腺素等，其他心律失常病人可给予相应的抗心律失常药治疗，注意观察药物疗效和不良反应。

3.安装人工心脏起搏器

4.心理护理

向病人讲解有关晕厥发生的原因、诱发因素及预防发作的方法，增强病人的信心，使病人积极配合治疗。

第三节 心力衰竭病人的护理

心力衰竭是各种心脏疾病导致心功能不全的一种综合征,绝大多数情况下是指心肌收缩力下降使心排血量减少,器官、组织血液灌注不足,不能满足机体代谢需要的一种病理生理状态,临床上以肺循环和(或)体循环淤血为主要特征,故又称为充血性心力衰竭。少数情况下心肌收缩力尚可使心排血量维持正常,但由于异常增高的左心室充盈压,使肺静脉回流受阻,而导致肺循环淤血,称之为舒张性心力衰竭。

心力衰竭的临床类型较多,按其发展速度,可分为急性心力衰竭和慢性心力衰竭;按其发生部位分为左心衰竭、右心衰竭和全心衰竭;按有无舒张或收缩功能障碍又可分为收缩性和舒张性心力衰竭。

一、慢性心力衰竭病人的护理

慢性心力衰竭是大多数心血管疾病的最终归宿,也是最主要的死亡原因。在我国引起心力衰竭的基础心脏病以高血压性心脏病与冠心病为主,过去以心瓣膜病为主。

(一)一般护理

1.环境与体位

病室内要保持安静、舒适,空气新鲜,冬天注意保暖,以防呼吸道感染而加重病情,保持舒适体位,大多数病人取坐位或半坐位以缓解呼吸困难。

2.休息与活动

休息可减轻心脏负荷,休息的方式和时间需根据病人心功能不全的程度而定,心功能Ⅰ级者不限制一般日常活动,但必须避免剧烈运动和重体力劳动;心功能Ⅱ级者适当限制体力活动,保证充分的睡眠,有利于下肢水肿的消退;心功能Ⅲ级者以卧床休息为主,严格限制体力活动,但允许病人生活自理(如下床排便等)或在他人协助下自理。心功能Ⅳ级者则需绝对卧床休息，生活由他人照顾。对于长期卧床休息的病人，应鼓励其经常变换体位，在床上做肢体被动运动或主动运动，逐步过渡到床边坐起或下床活动，逐渐增加活动量，原则上以不出现症状为限，不要延长卧床时间，以防止形成静脉血栓、肺栓塞、肺部感染、便秘、肌肉萎缩、压疮等并发症。

3.饮食

病人应少量多餐，进食低盐、高蛋白、高维生素的清淡易消化饮食，限制总热量的摄入，避免产气的食物及浓茶、咖啡或辛辣刺激性食物；戒烟酒；多吃蔬菜、水果；适当控制液体摄入量，限制钠盐摄入，每日食盐摄入量应在 5 g 以下(以可口可乐饮料瓶盖计，5 g 为半瓶盖)。中度心衰每日摄入量为 2.5～3 g，重度心衰控制在 1 g 以下，除钠盐外，还需控制其他含钠较多的食品如碳酸饮料、味精、腌制品、酱油、啤酒、皮蛋、发酵面食等。可用糖、醋、蒜调味以增进病人食欲。

4.排便护理

保持大便通畅，指导病人养成定时排便习惯，对长期卧床病人定期变换体位，按摩腹部，每日收缩腹肌数次，防止便秘，必要时给予轻泻药，勿用力排便，以免增加心肌负荷，诱发或加重心力衰竭。对有便秘者鼓励饮食中增加粗纤维食物。

(二)病情观察

密切观察病人心力衰竭的症状、体征的变化情况，判断呼吸困难有无减轻，水肿有无消退，给氧后发绀有无改善，是否有颈静脉征，肺部啰音变化，心脏及肝有无增大，记录 24 小时出入量，准确测量体重并记录，控制输液量及输液速度，滴速以 15～30 滴/分为宜，防止输液过多过快，并告诉病人及家属此做法的重要性，以防其随意调快滴速，诱发急性肺水肿。

(三)吸氧

遵医嘱根据缺氧的轻重程度给氧。一般给予低流量持续吸氧，流量为 2～4 L/min，注意保持输氧管道的通畅，密切观察病人氧疗的效果并做好记录。

（四）用药护理

遵医嘱用药，注意观察药物的疗效和不良反应。

1.利尿药

①应用利尿药需定期测量体重，非紧急情况，给药时间宜选择早晨或日间，避免夜间排尿过频而影响病人的休息。用药后准确记录尿量，以判断利尿效果。②监测电解质变化情况，袢利尿药和噻嗪类利尿药最主要的不良反应是低钾血症，从而诱发心律失常或洋地黄中毒，所以应监测血钾及有无乏力、腹胀、肠鸣音减弱等低钾血症的表现，同时多补充含钾丰富的食物，必要时遵医嘱补充钾盐。口服补钾宜在饭后进行，以减轻胃肠道不适。保钾利尿药主要副作用有胃肠道反应、嗜睡、乏力、皮疹，长期应用可引起高钾血症，肾功能不全及高钾血症者禁用。

2.洋地黄制剂

①服用洋地黄类药物如地高辛时，应嘱病人按时按量服用，如果漏服，则下一次不要补服，以免过量而中毒；②护士给药前应检查病人心率、心律情况，若心率低于 60 次/分，或节律不规则，应暂时停止给药，并报告医生；③静脉注射用药宜稀释后缓慢注射，一般需 10～15 分钟，并同时监测心率、心律及病人反应；④及时发现并处理洋地黄中毒的反应。

3. β受体阻滞剂

β受体阻滞剂有负性肌力和负性频率作用，可加重支气管哮喘及慢性阻塞性肺病，使用过程中应监测病人的心音、心率、心律和呼吸等。

4.血管紧张素转化酶抑制剂（ACEI）

ACEI 的不良反应有体位性低血压、肾功能一过性恶化、高血钾及干咳，使用过程中应监测病人血压变化，观察是否发生其他不良反应并及时处理。

（五）心理护理

由于病程长、病情反复，病人会焦虑不安，护士应关心、体贴病人，鼓励病人说出自己内心的感受，加强与病人的沟通，交谈中注意态度和语言，尽可能避免一切不良刺激，协助解决病人思想上或生活中的疑虑和困难，并做好家属工作，增强病人战胜疾病的信心。指导病人进行自我放松，如深呼吸、听轻音乐、转移注意力等。

二、急性心力衰竭病人的护理

急性心力衰竭是指由于急性心脏病变引起心排血量显著、急骤下降而导致组织器官灌注不足和急性淤血的综合征。临床上以急性左心衰竭较为常见，以肺水肿或心源性休克为主要表现。急性右心衰竭即急性肺源性心脏病，较少见，多为大块肺梗死引起。

（一）一般护理

1.体位

嘱病人取坐位，两腿下垂，并提供倚靠物，以节省病人体力，并注意保护病人防止坠床。

2.氧疗护理

给予高流量吸氧时，注意保持气道的通畅，乙醇湿化给氧时，吸入时间不宜过长，以免发生酒精中毒。

（二）病情观察

密切观察病人生命体征的变化，意识精神状态、皮肤颜色及温度，注意呼吸频率、节律、深度，判断呼吸困难的程度，观察咳嗽、咳痰情况以及肺内啰音的变化，监测血气分析，对安置漂浮导管者应监测血流动力学指标，以判断疗效和指导治疗，准确记录24小时出入量。

（三）用药护理

迅速建立静脉通道，遵医嘱正确使用药物，并注意观察药物疗效和不良反应。使用快速利尿药时，注意监测电解质，记尿量；使用血管扩张药时要控制输液速度并监测血压，防止低血压的发生；静脉滴注硝普钠时，应避光、现配现用，有条件者可用输液泵控制滴速；静脉使用洋地黄制剂需稀释后缓慢推注，同时监测病人心率、心律，有条件时在心电监护下注射。

（四）心理护理

在抢救病人时必须保持镇静，操作熟练、忙而不乱，使病人产生信任感安全感，多陪伴病人，向病人介绍本病救治措施及使用监护设备的必要性，避免在病人面前讨论病情，增强病人治疗疾病的信心，减轻或消除病人的恐惧或焦虑。

第四节　心律失常病人的护理

心律失常是指心脏冲动的频率、节律、起源部位、传导速度或激动次序的异常。

一、常见护理诊断与医护合作性问题

1.焦虑
与心悸导致病人紧张不安有关。
2.活动无耐力
与心律失常引起心排血量减少有关。
3.有受伤的危险
与严重心律失常导致晕厥有关。
4.潜在并发症
心力衰竭、猝死。

二、心律失常的护理措施

（一）一般护理

1.休息与体位
对无器质性心脏病者或症状较轻者，应鼓励病人适当活动，病人出现胸闷、心悸、头晕等症状时，应卧床休息，保证充分的睡眠，采取舒适体位，尽量避免左侧卧位，以防病人感到心脏的搏动而使不适感加重。

2.饮食护理

避免饱餐及摄入刺激性食物，如咖啡、浓茶，戒烟、限酒，给予高纤维素饮食，防止便秘。

(二)病情观察

密切观察病情变化：①定期测量心率、心律及脉搏，对于房颤病人，测量脉搏时间为 1 分钟，并同时测心率；②如果病人发生较严重心律失常时，须连接心电监护仪，密切监测生命体征的变化，并注意观察心律失常的类型、发作次数、持续时间、治疗效果等情况，当病人出现频发、多源性室性期前收缩、RonT 现象室性期前收缩、二度及二度以上房室传导阻滞时，应及时通知医生并配合处理；③监测血电解质变化，尤其是血钾。

(三)抢救配合

对急危重症病人要积极配合医生进行抢救：①当病人发生严重心律失常时，嘱病人卧床休息，保持环境安静；②给予鼻导管吸氧；③立即建立静脉通道，遵医嘱给予抗心律失常药，注意药物的剂量、给药速度及给药途径，观察药物疗效和不良反应，用药期间严密监测心电图及血压，及时发现因用药物而引起的新的心律失常；④准备好各种抢救仪器(如除颤器、临时起搏器、心电监护仪等)和其他抢救药品。

(四)用药护理

严格按医嘱给予抗心律失常药，密切观察药物疗效和不良反应。注意用药过程中与用药后的心率、心律、血压、脉搏、呼吸及意识的变化。常见抗心律失常药的不良反应如下。

1.腺苷

可有胸部压迫感、呼吸困难、面部潮红、窦性心动过缓、房室传导阻滞等，但持续时间一般不超过 1 分钟。

2.利多卡因

剂量过大可引起中枢神经系统毒性反应和心血管系统不良反应：前者如嗜睡、眩晕视物不清，严重者昏迷；后者有窦房结抑制、传导阻滞、低血压等。

3.普罗帕酮

不良反应较少，可有眩晕、视物模糊及恶心、呕吐等症状，个别病人出现手指震颤、窦房结抑制、房室传导阻滞或低血压等，亦可加重心力衰竭、支气管痉挛。

4.普萘洛尔

可引起低血压、心动过缓，可加重支气管哮喘，糖尿病病人使用时可能引起低血糖、乏力。

5.胺碘酮

最严重的不良反应是引起肺纤维化，还可引起转氨酶升高、光过敏、角膜色素沉着，甲状腺功能减退或亢进，恶心、呕吐、心动过缓、房室传导阻滞，偶尔发生尖端扭转型室速。

6.维拉帕米

偶有肝毒性，有负性肌力作用与延缓房室传导作用，可引起低血压等。

(五)心理护理

多关心、体贴病人，鼓励病人说出内心的感受；告诉病人较轻的心律失常通常不会威胁生命，而负性情绪会诱发或加重心律失常；指导病人使用放松技术。

第五节　原发性高血压病人的护理

原发性高血压是指病因未明的、以血压升高为主要临床表现的综合征。目前，我国采用世界卫生组织制定的高血压分级标准：成人高血压指收缩压≥140 mmHg 和(或)舒张压≥90 mmHg。

一、护理诊断

1.疼痛：头痛

与血压升高有关。

2.有受伤的危险

与血压升高致头晕和视物模糊有关，或抗高血压药致低血压有关。

3.活动无耐力

与长期高血压致心功能减退有关。

4.焦虑

与病程长及血压控制不满意有关。

5.潜在并发症

高血压急症、脑卒中、心力衰竭、肾衰竭。

6.知识缺乏

缺乏高血压病治疗的有关知识。

二、护理措施

(一)一般护理

1.休息与活动

病人血压较高、症状明显时应卧床休息，保证充分的睡眠时间。保持病室安静，减少环境中的声、光刺激，限制探视。护士的操作应集中进行，动作轻柔，防止过多干扰病人。病情稳定时可适当运动，运动有利于减轻体重和改善胰岛素抵抗，提高心血管适应能力，稳定血压水平。较好的运动方式是低或中等强度的等张运动，可根据年龄及身体状况选择慢跑或步行，一般每周3～5次，每次30～60分钟。

2.合理饮食

①给予病人低盐、低脂饮食，膳食中约80%钠盐来自烹调用盐和各种腌制品，所以应减少烹调用盐，每人每日食盐以不超过6 g为宜，膳食中脂肪量应控制在总热量的25%以下；②应多食新鲜蔬菜，多饮牛奶可补充钙盐和钾盐；③限制饮酒，饮酒量每日不可超过相当于50 g乙醇的量。

(二)病情观察

1.定期测量血压并做好记录

观察病人血压改变，注意了解病人有无头痛、头晕、心悸、失眠、恶心、呕吐等症状。

2.密切观察并发症征象

观察病人神志、呼吸、视力、肢体活动及感觉等的变化，及时发现高血压急症的发生。

(三)用药护理

遵医嘱给予抗高血压药，测量用药前后的血压以判断药物的疗效，并注意观察药物的不良反应。特别是观察有无低血压的发生。如病人服药后有晕厥、恶心、乏力等表现，应立即平卧，并取头低脚高位，以增加脑部血流量。老年病人服药后不要站立太久，因长时间站立会使腿部血管扩张，血液淤积于下肢，脑部血流量减少，导致晕厥。用药期间指导病人改变体位时动作宜缓慢，以防发生低血压。

(四)心理护理

长期紧张、焦虑、抑郁等负性情绪会使血压升高，加重病情，护士应劝慰病人保持心态平和，指导病人学会自我调节，减轻精神压力，避免情绪激动、紧张等不良刺激，教会病人使用放松技术，如音乐治疗、深呼吸等。

(五)高血压急症的护理

积极配合医生抢救病人：①让病人绝对卧床休息，抬高床头，避免一切不良刺激和不必要的活动，协助生活护理，安定病人情绪，必要时使用镇静药；②保持呼吸道通畅，吸氧；③行心电监护，密切观察病人血压、呼吸、脉搏等；④迅速建立静脉通道，遵医嘱尽早准确给予抢救药物，一般首选硝普钠，使用过程中应避光，现配现用，并根据血压水平调整滴速，使用甘露醇时，输液速度宜快，要求 250 mL 甘露醇 30 分钟内滴完，以达到快速脱水作用。

第六节　心脏瓣膜病病人的护理

心脏瓣膜病是由于炎症、黏液样变性、退行性改变、先天性畸形、缺血性坏死、创伤等原因引起的单个或多个瓣膜结构(包括瓣叶瓣环、腱索或乳头肌)的功能或结构异常，导致瓣口狭窄和(或)关闭不全。心室和主、肺动脉根部严重扩张也可产生相应房室瓣和半月瓣的相对性关闭不全。二尖瓣最常受累，其次为主动脉瓣。

心脏瓣膜病中最常见的是风湿性心脏病(简称风心病)，是风湿性炎症过程所致瓣膜损害，主要累及 40 岁以下人群，女性多于男性。近年来风心病的发病率已有所下降，但仍是我国常见的心脏病之一。瓣膜黏液样变性和老年人的瓣膜钙化在我国日渐增多。

一、常见护理诊断与医护合作性问题

1.活动无耐力
与心瓣膜病导致左心衰竭有关。

2.体温过高

与风湿活动或并发感染有关。

3.潜在并发症

充血性心力衰竭、心律失常、栓塞、亚急性感染性心内膜炎等。

4.知识缺乏

缺乏疾病的预防及治疗等有关知识。

5.家庭应对无效

妥协性，与病人家属长期照顾导致精力精神、经济上过度负担有关。

二、常见心脏瓣膜病病人的护理措施

（一）一般护理

1.休息与运动

包括体力和精力两个方面。病人症状不明显时可适当做些轻工作，但不要参加重体力劳动，以免增加心脏负担。伴有心功能不全或风湿的病人活动时应绝对卧床休息，一切生活均应由家人协助。对病人态度要和蔼，避免不良刺激。预防呼吸道感染。病室要阳光充足、空气新鲜、温度适宜，防止因呼吸道感染引起风湿活动而加重病情。

2.饮食

给予高热量易消化饮食，如鱼、肉、蛋、奶等，少量多餐，多给蔬菜和水果。心功能不全者给低盐饮食，并限制水分摄入。保持大便通畅。

（二）病情观察

监测生命体征，尤其是心率、心律、血压、呼吸频率、节律及伴随症状，注意病人的精神状态及意识变化。观察有无风湿活动的表现，如皮肤环形红斑、皮下结节、关节红肿及疼痛等。

观察病人有无呼吸困难、乏力、食欲减退、尿少等心力衰竭的征象；密切观察有无栓塞的征象。一旦发生，立即报告医师并给予相应的处理。

（三）对症护理

当体温超过 38.5℃时给予物理降温，每 4 小时测量体温并记录降温效果。出汗多的病人应勤换衣裤、被褥以防受凉。有关节炎者可局部热敷，改善血液循环，使疼痛减轻。若病人有呼吸困难时应根据病情给予吸氧。

（四）药物护理

服用抗风湿药可引起病人恶心、呕吐、胃痛等胃肠道反应，应在饭间给药或同时给胃舒平 3 片服用。服洋地黄类强心药物，应在医师指导下用药，服药期间若出现厌食应立即停药，并报告医师。一旦确定洋地黄类药物中毒，应服 10%氯化钾溶液 10 mL，1 天 3 次。若有频发室性早搏，用苯妥英钠 0.1 g，1 天 3 次，肌内注射或口服。

（五）心理护理

关心病人，耐心向其解释病情，消除其紧张感，使其配合治疗。对病人及家属介绍治疗方法和目的，缓解其不了解治疗效果及费用的顾虑而产生的压力。

第七节　感染性心内膜炎病人的护理

感染性心内膜炎是微生物感染所致的心内膜和邻近的大动脉内膜炎症，其特征是心瓣膜上形成赘生物和微生物经血行播散至全身器官和组织。致病微生物以细菌、真菌多见。临床特点为发热、心脏杂音、脾大、瘀点、周围血管栓塞和血培养阳性等。瓣膜为最常受累部位，但感染也可发生在间隔缺损部位腱索或心壁内膜。根据病程分为急性和亚急性。感染性心内膜炎又分为自体瓣膜、人工瓣膜和静脉药瘾者的心内膜炎。

一、自体瓣膜心内膜炎病人的护理

（一）抗微生物药物治疗

此为最重要的治疗措施。用药原则：早期应用，在连续送3～5次血培养后即可开始治疗；充分用药，选用杀菌性抗微生物药物，大剂量和长疗程，旨在完全消灭藏在赘生物内的致病菌；静脉用药为主，保持高而稳定的血药浓度；病原微生物不明时，急性者选用针对金黄色葡萄球菌、链球菌和革兰阴性杆菌均有效的广谱抗生素，亚急性者首选针对大多数链球菌的抗生素；对已分离出的病原微生物，应根据致病微生物对药物的敏感程度选择抗微生物药物。

1.经验治疗

急性者采用萘夫西林2 g，每4小时1次，静脉注射或滴注；加氨苄西林2 g，每4小时1次，静脉注射或加庆大霉素，每天160～240 mg，静脉注射。亚急性者按常见的致病菌链球菌的用药方案以青霉素为主或加庆大霉素，青霉素320万～400万U静脉滴注，每4～6小时1次；庆大霉素剂量同上。

2.已知致病微生物的治疗

（1）对青霉素敏感的细菌：首选青霉素1200万～1800万U/d，每4小时1次静脉滴注；青霉素联合庆大霉素1 mg/kg静脉或肌内注射，每8小时1次；青霉素过敏时选用头孢曲松2 mg/d，静脉注射或万古霉素30 mg/(kg·d)，分2次静脉滴注(24小时最大量不超过2 g)。所有病例均至少用药4周。

（2）对青霉素耐药的链球菌和肠球菌：青霉素加庆大霉素静脉滴注4～6周。

（二）外科治疗

一般情况下，感染性心内膜炎应先行内科治疗。有些严重心内并发症或抗生素无效的应考虑手术治疗。其适应证为：严重瓣膜反流致心力衰竭；真菌性心内膜炎；虽充分使用抗微生物药物，血培养持续阳性或反复复发；虽充分抗微生物药物治疗，仍反复发作大动脉栓塞，超声检查证实的赘生物≥10 mm；主动脉瓣受累致房室传导阻滞、心肌或瓣环脓肿需手术引流。

二、人工瓣膜和静脉药瘾者心内膜炎病人的护理

人工瓣膜心内膜炎发生于人工瓣膜置换术后 60 天以内者为早期人工瓣膜心内膜炎，60 天以后发生者为晚期人工瓣膜心内膜炎。早期者，1/2 致病菌为葡萄球菌，表皮葡萄球菌明显多于金黄葡萄球菌，其次为革兰阴性杆菌和真菌；晚期以链球菌最常见，其中以草绿色链球菌为主，其次为葡萄球菌，以表皮葡萄球菌多见；其他有革兰阴性杆菌和真菌。除赘生物形成外，常致人工瓣膜部分破裂、瓣周漏、瓣环周围组织和心肌脓肿。最常累及主动脉瓣。早期者常为急性暴发性起病，晚期以亚急性表现常见，预后不良，难以治愈。

静脉药瘾者心内膜炎多见于年轻男性。致病菌最常来源于皮肤，药物污染所致者较少见。主要致病菌为金黄色葡萄球菌，其次为链球菌、革兰阴性杆菌和真菌。大多累及正常心瓣膜，三尖瓣受累占50%以上，其次为主动脉瓣和二尖瓣。急性发病者多见，常伴有迁移性病灶。亚急性表现多见于有感染性心内膜炎史者。年轻伴右心金黄葡萄球菌感染者病死率在 5%以下。而左侧心瓣膜(尤其主动脉瓣)受累，革兰阴性杆菌或真菌感染者预后不良。

三、感染性心内膜炎病人的护理

(一)常见护理诊断与医护合作性问题

1.体温过高

与感染有关。

2.营养失调：低于机体需要量

与感染所致的机体代谢率增高和食欲下降有关。

3.潜在并发症

栓塞、心力衰竭。

4.知识缺乏

与病情变化大，得不到及时指导及知识水平有限、缺乏相关信息有关。

（二）护理措施

1.一般护理

采取高枕卧位或半卧减轻心脏前负荷，在急性期限制病人活动，降低氧耗。保持病房温度适宜，温度 20～22℃，相对湿度为 50%～60%，房内空气清新，利于呼吸，同时要注意保暖。鼓励病人进食，饮食上给予高蛋白、高热量、高维生素、低胆固醇、易消化的流质或软食，加强营养，注意变换烹调风味。严格控制病人摄钠量，以减少钠潴留。补充水分，鼓励病人多喝温热饮料。做好口腔护理，以增进食欲。

2.病情观察

观察病人的生命体征、精神状态、面色、皮肤有无瘀点、指和趾甲床有无出血、Osler 结和 Janeways 结及发作先兆表现。观察有无栓塞症状，如有意识改变、肢端疼痛、尿量减少等症状应及时报告医师并协助处理。每 4 小时监测体温 1 次，准确绘制体温表。记录出入水量。

3.对症护理

（1）发热的护理：高热病人应卧床休息，遵医嘱准确、按时给予抗生素。给予物理降温，如冰敷或温水擦浴，必要时使用解热药，及时记录降温后体温的变化。出汗多时可在衣服与皮肤之间衬以柔软毛巾，便于潮湿后及时更换，增加舒适感，并防止病人因频繁更衣而受凉。

（2）正确采集血培养标本：采血应在抗菌药物应用前，如已用者应在停用抗菌药 3 天后采血；采血时间应选在寒战或体温正在升高时；一般在 24～48 小时内采血 3～5 次，每次采血 10 mL 左右。

4.用药护理

遵医嘱给予扩血管、强心、利尿、抗凝血药及抗生素治疗，观察用药效果。需早期、充分、静脉应用抗生素治疗，严格遵医嘱按时用药，以确保维持有效的血药浓度。注意药物可能产生的不良反应，并及时报告医师。注意保护静脉，可使用静脉留置针，避免多次穿刺增加病人痛苦。

5.心理护理

为病人提供疾病的阅读资料并讲解，尤其是心脏瓣膜的解剖生理知识以及菌血症的病因和防治。与病人讨论长期用药的必要性和方法。宣传如何预防感染，如保暖、口腔卫生，进行口腔科治疗或外科治疗前后预防性应用抗生素等。如需外科瓣膜置换术，应做好知识宣教。由于发热、感染不易控制疗程，甚至出现并发症，病人常出现情绪低落、恐惧心理，应加强与病人沟通，耐心解释，安慰鼓励病人，使其积极配合治疗。

第八节　心肌炎病人的护理

心肌炎指心肌本身的炎症病变，有局灶性或弥漫性，也可分为急性、亚急性或慢性，总的分为感染性和非感染性两大类。感染性可由细菌、病毒、螺旋体、立克次体、真菌、原虫、蠕虫等引起。非感染性包括过敏、变态反应、化学、物理或药物。近年来由于风湿热和白喉等所致心肌炎逐渐减少，而病毒性心肌炎的发病率显著增多，本节重点叙述病毒性心肌炎。本病可见于各个年龄阶段，是儿童及健康青年猝死的主要原因。

一、常见护理诊断与医护合作性问题

1.活动无耐力
与心肌受损、心律失常有关。
2.体温过高
与心肌炎症有关。
3.焦虑
与病情加重、担心疾病预后有关。
4.潜在并发症
心力衰竭、心律失常。

二、护理措施

（一）一般护理

1.休息与活动

病人应注意休息，有心脏扩大并有心功能不全者，应严格控制活动，绝对卧床休息，直至心肌病变停止发展、心脏形态恢复正常，才能逐步增加活动量。恢复期仍应适当限制活动3～6个月。病室环境安静、整洁，减少探视。

2.饮食

应给予高热量、高蛋白、高维生素、低盐易消化的饮食，多食新鲜蔬菜和水果，尤其是含维生素C多的食物，如山楂、苹果、橘子、西红柿等。少量多餐，不宜过饱。戒烟酒。

3.保持大便通畅

长期卧床的病人易发生便秘，指导病人多进食富含纤维素的食物，适量饮水，防止便秘，必要时遵医嘱给予通便药物。

（二）病情观察

密切观察病人的体温、脉搏、呼吸、血压等生命体征，观察病人的尿量、意识状态，观察皮肤黏膜颜色、咳嗽，有无呼吸困难、水肿、颈静脉怒张、奔马律等。如病人出现脉搏微弱、血压下降、烦躁不安、面色灰白等症状时，应立即送往医院进行救治。及时发现病人是否发生心力衰竭、严重心律失常等危重情况。

（三）用药护理

遵医嘱给予抗心衰药物，注意观察药物的疗效和不良反应。利尿药容易引起水、电解质紊乱，要随时发现和纠正；血管扩张药可产生头痛、面红、甚至体位性低血压，嘱病人服药后半小时内不要起床。心肌炎反复发作的病人长期服用激素，要注意观察不良反应，如高血压、胃肠道消化性溃疡及穿孔、出血等。心肌炎病人对洋地黄制剂极为敏感，易出现中毒现象，应严格掌握用药剂量。急性病人应用大剂量维生素C及能量合剂，静脉滴注或静脉推注时要注意保护血管，控制速度，以防肺水肿。

(四)心理护理

心肌炎病人中青壮年占一定比例，且在疾病急性期心悸等症状明显，影响病人的日常生活和工作，使病人产生焦虑、烦躁等情绪，故应向病人讲明本病的演变过程及预后，使病人安心休养。

第九节　心包炎病人的护理

心包疾病除原发感染性心包炎症外，尚有肿瘤、代谢性疾病、自身免疫性疾病、尿毒症等所致非感染性心包炎。按病情进展，可分为急性心包炎(伴或不伴心包积液)、慢性心包积液、粘连性心包炎、亚急性渗出性缩窄性心包炎、慢性缩窄性心包炎等。临床上以急性心包炎和慢性缩窄性心包炎为最常见。

一、常见护理诊断与医护合作性问题

1.疼痛：胸痛

与心包炎症有关。

2.体温过高

与心包炎症有关。

3.活动无耐力

与心排血量减少有关

二、护理措施

(一)一般护理

1.休息与活动

根据病情帮助病人采取半卧位或前倾坐位，减轻呼吸困难，提供床上小桌依靠，并保持舒适位。疼痛时卧床休息，减少活动，保持情绪稳定，勿用力咳嗽、深呼吸或突然改变体位，以免使疼痛加重。

2.饮食

给予高热量、高蛋白、高维生素、易消化的半流质或软食，保证合理营养，适当限制钠盐的摄入量。

3.输液管理

严格控制输液速度，防止加重心脏负担。

4.吸氧

根据缺氧程度调节氧流量，并观察用氧效果。

(二)病情观察

观察病人生命体征、意识状况、胸痛的性质及部位、呼吸困难的程度，有无心包摩擦音和心脏压塞的症状。

(三)用药护理

遵医嘱给予解热镇痛药，注意有无胃肠道反应、出血等不良反应。若疼痛严重，可适量使用吗啡类药物。遵医嘱给予糖皮质激素及抗菌、抗结核、抗肿瘤等药物治疗，并注意观察药物的疗效与不良反应。

第四章 消化系统疾病病人的护理

第一节 消化内科病人的一般护理常规

在执行内科一般护理常规的基础上，增加适合消化系统疾病的规范护理内容，包括一般护理和常见临床症状——恶心、呕吐、腹痛、腹泻等的特别护理。

1.休息与活动

病情轻或缓解期病人可酌情进行适当的活动，但不可过于疲劳，注意其活动中体力的变化，必要时给予扶助；病情较重者应卧床休息；保护性隔离病人，限制活动范围在隔离病室中，不能外出。

2.饮食

其原则为少渣、易消化、合口味，避免生冷多纤维及刺激性强的食物。饮食的种类根据病种及病情程度选择。口服补液时应注意少量多次，在病情允许的情况下可尽量提供病人喜欢的饮料。补液的计划一定要具体，如"橘子汁100 mL，糖盐水800 mL"，而不能以"橘子汁、糖盐水适量"这种模糊的方式表达。根据医嘱可分别给予禁食、流质、半流质饮食。

3.环境

病室环境保持整洁安静、舒适，应时常开窗通气以除去异味。

4.个人卫生

及时更换内衣裤及床单，保持皮肤清洁干燥，长期卧床者应按时翻身。

5.病情观察

定时测量和记录生命体征及意识状态，注意病人有无恶心、呕吐、腹痛、腹泻等症状并做好相关观察及记录。对于病人出现的不适症状应予以重视，及时报告医师并做好病情观察的交接班。病区必须常备完好齐全的急救物资及药品，对于严重病情变化的病人，及时协助医师进行抢救处置。

6.做好口腔护理

消化系统病人易发生营养不良，因机体抵抗力较差，口腔易发生感染，且口腔的不洁和异味可使食欲下降，因此保持口腔清洁湿润、舒适十分重要。应用生理盐水每天早晚漱口；重症病人应由护理人员按要求进行口腔护理。

7.按医嘱准备

协助医生做好各种治疗，同时留取标本送检。

8.用药护理

应注意观察疗效及反应，防止不良反应。如阿托品有加快心率、口干、面色潮红等不良反应，哌替啶、吗啡有成瘾性，吗啡还可抑制呼吸中枢等，故疼痛减轻或缓解后应及时停药。

9.心理护理

加强巡视，及时了解和满足病人需求。要安慰、体贴病人，语言和态度，上表示对病人的关心，以消除病人不安情绪，减轻病人的紧张和恐惧。特别是黄疸病人常因自我形象改变而引起情绪改变，应向病人解释有关黄疸的知识及注意事项，增强治疗信心，积极配合治疗。

10.进行卫生宣教

评估病人和家属的需求，实施有针对性的健康教育，帮助病人制订预防复发的措施及出院后的注意事项。

第二节　消化系统疾病病人常见症状和体征的护理

一、恶心与呕吐

恶心（nausea）为一种欲将胃内容物经口吐出的特殊不适，可伴有迷走神经兴奋的症状，如皮肤苍白、出汗、流涎、血压降低及心动过缓等；呕吐（vomit）

是通过胃的强烈收缩迫使胃或部分小肠的内容物经食管、口腔而排出体外的现象。两者均为复杂的反射动作，可单独发生，但多数病人先有恶心，继而呕吐。

呕吐出现的时间、频度、呕吐物的量与性状因病种而异。上消化道出血时呕吐物呈咖啡色甚至鲜红色；消化性溃疡并发幽门梗阻时呕吐常在餐后发生，呕吐量大，呕吐物含酸性发酵宿食；低位肠梗阻时呕吐物带粪臭味；急性胰腺炎可出现频繁剧烈的呕吐，吐出胃内容物甚至胆汁。

引起恶心与呕吐的消化系统常见疾病有：①胃癌、胃炎、消化性溃疡并发幽门梗阻；②肝、胆囊、胆管、胰腺、腹膜的急性炎症；③胃肠功能紊乱引起的心理性呕吐；④肠梗阻。另外，消化系统以外的疾病也可引起呕吐，如脑部疾病(脑出血、脑炎、脑部肿瘤等)，前庭神经病变(梅尼埃病等)，代谢性疾病(如甲亢、尿毒症等)。

(一)常见护理诊断与医护合作性问题

1.有体液不足的危险

与大量呕吐导致失水有关。

2.活动无耐力

与频繁呕吐导致失水、电解质丢失有关。

3.焦虑

与频繁呕吐、不能进食有关。

(二)护理措施

1.一般护理

(1)病情较重者：应卧床休息，病室环境整洁、安静、舒适。饮食以少渣易消化为主，避免生冷、多纤维及刺激性强的食物。

(2)制订出每日的摄取水量计划，积极补充水分和电解质：剧烈呕吐不能进食或严重水、电解质失衡时，主要通过静脉输液给予纠正。口服补液时，应少量多次饮用，以免引起恶心、呕吐。如口服补液未能达到所需补液量时，仍需静脉输液，以恢复和保持机体的液体平衡状态。

2.病情观察

(1)监测生命体征:定时测量和记录生命体征直至稳定。血容量不足时可发生心动过速、呼吸急促、血压降低,特别是体位性低血压。持续性呕吐致大量胃液丢失,发生代谢性碱中毒时,病人呼吸可变浅变慢。

(2)严密观察病人呕吐:观察病人呕吐的特点,记录呕吐的次数,呕吐物的性质和量、颜色、气味。动态观察实验室检查结果,例如血清电解质、酸碱平衡状态。

(3)观察病人有无失水征象:准确测量和记录每日的出入量、尿比重、体重。依失水程度不同,病人可出现软弱无力、口渴、皮肤黏膜干燥、弹性减低、尿量减少、尿比重增高,并可有烦躁、神志不清及昏迷等表现。

3.对症护理

(1)协助病人活动,病人呕吐时应帮助其坐起或侧卧,头偏向一侧,以免误吸,吐毕给予漱口。

(2)及时更换污染衣物被褥,开窗通风以去除异味。

4.心理护理

(1)告诉病人突然起身可能出现头晕、心悸等不适,故坐起时应动作缓慢,以免发生体位性低血压。及时遵医嘱应用止吐药和其他治疗,促使病人逐步恢复正常饮食和体力。

(2)指导病人减轻焦虑的方法:常用深呼吸、转移注意力等放松方法,减少呕吐的发生。①深呼吸法:用鼻吸气,然后张口慢慢呼气,反复进行;②转移注意力:通过与病人交谈或倾听轻快的音乐,或阅读喜爱的文章等方法转移病人注意力。

(3)评估病人的心理状态:关心病人,通过与病人及家属交流,了解其心理状态。

(4)心理疏导:耐心解答病人及家属提出的问题,向病人解释精神紧张不利于呕吐的缓解,特别是有的呕吐与精神因素有关,紧张焦虑还会影响食欲和消化功能,而树立治病的信心及情绪稳定则有利于症状的缓解。

二、腹痛

腹痛在临床上一般按起病急缓病程长短分为急性与慢性腹痛。急性腹痛多由腹腔器官急性炎症、空腔脏器阻塞或扩张、腹膜炎症、腹腔内血管阻塞等引起;慢性腹痛的原因常为腹、腔脏器的慢性炎症,空腔脏器的张力变化,胃、十二指肠溃疡、腹腔脏器的扭转或梗阻,脏器包膜的牵张等。此外,某些全身性疾病、泌尿生殖系统疾病、腹外脏器疾病如急性心肌梗死和下叶肺炎等亦可引起腹痛。

腹痛可表现为隐痛、钝痛、灼痛、胀痛、刀割样痛、钻痛或绞痛等,可为持续性或阵发性疼痛,其部位、性质和程度常与疾病有关。如胃、十二指肠疾病引起的腹痛多为中上腹部隐痛、灼痛或不适感,伴厌食、恶心、呕吐、嗳气、反酸等。小肠疾病疼痛多在脐部或脐周,并有腹泻、腹胀等表现。大肠病变所致的腹痛为下腹部一侧或双侧疼痛。急性胰腺炎时疼痛位于上腹正中或偏左,为持续进行性加重的刀割样痛,有腰背部的带状放射痛。急性腹膜炎的疼痛弥漫全腹,腹肌紧张,有压痛反跳痛。

(一)常见护理诊断与医护合作性问题

疼痛:腹痛　与胃肠道炎症、溃疡、肿瘤有关。

(二)护理措施

1.一般护理

急性起病、腹痛明显者予卧床休息;保持病人的休息环境安静、舒适、温、湿度适宜;根据急性或慢性腹痛及其疼痛的性质、程度,按医嘱选择禁食、流质半流质饮食。

2.病情观察

观察并记录病人腹痛的部位、性质及程度,除询问病人主诉外,护士还应通过对神志、面容、生命体征等的观察,判断疼痛的严重程度。如果疼痛性质突然发生改变,且经一般对症处理疼痛不仅不能减轻,反而加重,需警惕某些并发症的出现,如溃疡穿孔、弥漫性腹膜炎等,应立即请医师进行必要的检查，严禁随意使用镇痛药，以免掩盖症状，延误病情。

3.对症护理

(1)教会病人非药物性缓解疼痛的方法：对疼痛，特别是有慢性疼痛的病人，采用非药物性止痛方法，可减轻其焦虑、紧张，提高其疼痛阈值和对疼痛的控制感。常用方法有四种。①指导式想象：利用一个人对某特定事物的想象而达到特定正向效果，如回忆一些有趣的往事可转移注意力，从而减轻疼痛。②局部热疗法：除急腹症外，对疼痛局部可应用热水袋进行热敷，从而解除痉挛而达到止痛效果。③行为疗法：例如放松技术、冥想、音乐疗法、生物反馈等。④采取有利于减轻疼痛的体位：如急性胰腺炎病人喜前倾坐位缓解疼痛，护士应给予病人倚靠物，并注意病人安全防止坠床。

(2)针灸止痛：根据不同疾病和疼痛部位选择针疗穴位。

(3)药物止痛：镇痛药种类甚多，应根据病情、疼痛性质和程度选择性给药。癌性疼痛应遵循按需给药的原则有效控制病人的疼痛。疼痛缓解或消失后及时停药，防止药物不良反应及病人对药物的耐药性和成瘾性。急性剧烈腹痛诊断未明时，不可随意使用镇痛药，以免掩盖症状，延误病情。

4.用药护理

一般疼痛发生前用药要比疼痛剧烈时用药效果好且剂量偏小。用药后应注意观察，防止不良反应、耐药性和成瘾性产生。

5.心理护理

慢性腹痛病人因病程长、反复发作，且又无显著疗效，常出现焦虑等情绪。疼痛发作时可以通过心理疏导或转移注意力，以及介绍必要的疾病相关知识等方法，消除病人恐惧焦虑抑郁等心理，稳定病人的情绪，增强对疼痛的耐受力，从而减轻或消除疼痛。

三、腹泻

腹泻是一种常见症状，是指排便次数明显超过平日习惯的频率，粪质稀薄，水分增加，每日排便量超过 200 g，或含未消化食物或脓血、黏液。腹泻多由于肠道疾病引起，其他原因有药物、全身性疾病、过敏和心理因素等。

发生机制为肠蠕动亢进、肠分泌增多或吸收障碍。小肠病变引起的腹泻粪便呈糊状或水样，可含有未完全消化的食物成分，大量腹泻易导致脱水和电解质丢失，部分慢性腹泻病人可发生营养不良。大肠病变引起的腹泻粪便可含脓、血、黏液，病变累及直肠时可出现里急后重。

(一)常见护理诊断与医护合作性问题

1.腹泻
与肠道疾病或全身疾病有关。
2.营养失调：低于机体需要量
与严重腹泻导致水、电解质紊乱有关。
3.有体液不足的危险
与大量腹泻引起失水有关。

(二)护理措施

1.一般护理
(1)饮食：以少渣易消化食物为主，避免生冷、多纤维、味道浓烈的刺激性食物。急性腹泻应根据病情和医嘱，给予禁食、流质、半流质或软食。可经口服者，注意饮食选择，以少渣、易消化食物为主，避免生冷、多纤维味道浓烈的刺激性食物。严重腹泻，伴恶心与呕吐者，积极静脉补充营养。注意输液速度的调节。因老年人易因腹泻发生脱水，也易因输液速度过快引起循环衰竭，故应及时补液，并注意输液速度。
(2)指导病人活动和减轻腹泻：急性起病、全身症状明显的病人应卧床休息，注意腹部保暖。可用暖水袋腹部热敷，以减弱肠道运动，减少排便次数，并有利于减轻腹痛等症状。慢性、轻症者可适当运动。
2.病情观察
监测病情，包括排便情况、伴随症状、全身情况及血生化指标的监测。动态观察病人的液体平衡状态，按医嘱补充水分和电解质。观察并记录病人每天进餐次数、量、品种，以了解其摄入营养能否满足机体需要。定期测量体重，监测有关营养指标的变化，如血红蛋白浓度、血清蛋白等。

3.对症护理

加强肛周皮肤的护理，排便频繁时，因粪便的刺激，可使肛周皮肤损伤，引起糜烂及感染。排便后应用温水清洗肛周.保持清洁干燥，涂无菌凡士林或抗生素软膏，以保护肛周皮肤，促进损伤处愈合。

4.心理护理

慢性腹泻治疗效果不明显时，病人往往对预后感到担忧，纤维结肠内镜等检查有一定痛苦，某些腹泻如肠易激综合征与精神因素有关，故应注意病人心理状况的评估和护理，通过解释、鼓励来提高病人配合检查和治疗的认识，稳定病人情绪。

第三节　胃炎病人的护理

胃炎是指任何病因所致的胃黏膜炎性病变，常伴有上皮损伤和细胞再生，是最常见的消化道疾病之一。按临床发病的缓急和病程的长短，一般将胃炎分为急性和慢性两大类型。

一、急性胃炎病人的护理

急性胃炎是指由多种病因引起的急性胃黏膜炎症。临床上急性发病，常表现为上腹部症状。其主要病理改变为胃黏膜充血、水肿、糜烂和出血，病变可局限于胃窦、胃体或弥漫分布于全胃。

(一)常见护理诊断与医护合作性问题

1.知识缺乏
缺乏有关本病的病因及防治知识。
2.潜在并发症
上消化道大量出血。

（二）护理措施

1.一般护理

（1）休息与活动：病人应卧床休息，减少活动，注意保暖，避免紧张劳累，保证充足的睡眠。

（2）饮食：一般进少渣、温凉、半流质饮食，少量多餐，每天5～7次。如有少量出血可给牛奶、米汤等流质饮食以中和胃酸，有利于胃黏膜的修复。急性大出血或剧烈呕吐时应禁食。注意饮食卫生，进食应定时、有规律，不可暴饮暴食。

2.病情观察

除原发病外，应密切观察病人生命体征及有关症状和体征的变化，有无上腹部不适、腹胀、食欲减退等消化不良的表现。密切注意上消化道出血的征象，如有无呕血和(或)黑粪等，同时监测粪便隐血检查，以便及时发现病情变化。

3.用药护理

指导病人正确服用抑酸药、胃黏膜保护药等药物。禁用或慎用阿司匹林、吲哚美辛等对胃黏膜有刺激的药物。

4.心理护理

病人常因起病急，且有上腹部不适，或有呕血和(或)黑粪，使其家属紧张不安，尤其是严重疾病引起的急性应激导致出血的病人，常出现焦虑、恐惧的心理反应，而病人的消极情绪反应，又可加重病情，不利于疾病的康复。护理人员应向病人解释有关急性胃炎的基本常识，说明及时治疗和护理能获得满意的疗效。同时，应向病人说明紧张、焦虑可使血管收缩、血压增高，诱发和加重病情，使其认识到消除紧张焦虑心理，保持轻松愉快心情对疾病康复的重要性。此外，护理人员应经常巡视，关心、安慰病人，及时清除血迹、污物，以减少对病人的不良刺激，增加其安全感，从而安心配合治疗，减轻紧张焦虑心理，利于疾病的康复。

二、慢性胃炎病人的护理

慢性胃炎是由多种病因引起的胃黏膜慢性炎症，其发病率随年龄增长而增加。目前采用新悉尼系统(1996)将慢性胃炎分为浅表性(非萎缩性)、萎缩性和特殊类型三类。慢性浅表性胃炎指不伴胃黏膜萎缩，胃黏膜层见以淋巴细胞和浆细胞为主的慢性炎症细胞浸润的慢性胃炎。主要病因是幽门螺杆菌感染。慢性萎缩性胃炎又细分为自身免疫性胃炎(A 型胃炎)和慢性多灶萎缩性胃炎(B 型胃炎)，慢性萎缩性胃炎的基本病理变化是黏膜变薄、腺体减少。特殊类型胃炎指如感染性胃炎、化学性胃炎、Menetrier 病、嗜酸细胞性胃炎、充血性胃炎等，临床较少见。

(一)常见护理诊断与医护合作性问题

1.疼痛：腹痛
与胃黏膜炎症有关。
2.营养失调：低于机体需要量
与厌食、消化吸收不良等有关。
3.焦虑
与病情反复、病程迁延有关。

(二)护理措施

1.一般护理
(1)休息与活动：病人日常生活要有规律，保证充足睡眠；病情缓解时，可参加正常活动，进行适当的锻炼，但应避免过度劳累。
(2)饮食护理
①饮食原则：鼓励病人养成良好的饮食习惯，少量多餐，细嚼慢咽，予高热量高蛋白、高维生素、易消化的饮食，避免摄入过冷、过热、粗糙和辛辣的刺激性食物和饮料，戒烟酒。
②食物选择：指导病人及家属注意改进烹调技巧，粗粮细做，软硬适中，注意食物的色、香味的搭配，以增进病人食欲。向病人及家属说明饮食对促进慢性胃炎康复的重要性，与其共同制订饮食计划。根据病情选择易于消化的食物种类，如高胃酸者，应禁用浓缩肉汤及酸性食品，以免引起胃酸分泌过多，可用牛奶、菜泥、面包等，口味要清淡；胃酸低者可用刺激胃酸分泌

的食物，如浓缩肉汤、肉汁等，或酌情食用酸性食物，如山楂、食醋等。

③进餐环境：鼓励病人晨起、睡前、进餐前后刷牙或漱口，保持口腔清洁舒适，促进食欲。提供舒适的进餐环境，保持环境清洁、空气新鲜、温度适宜，避免环境中的不良刺激，如噪声、不良气味等，以利于病人进餐。

④营养状况评估：观察并记录病人每日进餐次数、量、品种，以了解其摄入营养能否满足机体需要。定期测量体重，监测血红蛋白浓度、血清白蛋白等有关营养指标的变化，将营养状况的改善转告病人，以增强病人的信心。

2.病情观察

密切观察腹痛的部位、性质，呕吐物与粪便的颜色、量、性质，用药前后病人症状是否改善，以便及时发现病情变化。

3.对症护理

指导腹痛病人避免精神紧张，采用转移注意力、做深呼吸等方法缓解疼痛，急性发作时应卧床休息，也可用热水袋热敷胃部，以解除痉挛，减轻腹痛。

4.用药护理

遵医嘱给病人应用根除幽门螺杆菌感染治疗以及应用抑酸药、胃黏膜保护药时，注意观察药物的疗效及副作用，应报告医师有利于及时对症处理。

5.心理护理

病人常因病情反复病程迁延表现出烦躁、焦虑等负性情绪，护理人员应主动安慰病人，说明本病经过正规治疗是可以逆转的，使其树立治疗信心，配合治疗，消除焦虑、恐惧心理。

第四节　消化性溃疡病人的护理

消化性溃疡系指发生于胃肠道黏膜的慢性溃疡，即胃溃疡(GU)和十二指肠溃疡(DU)，因溃疡的形成与胃酸/胃蛋白酶的消化作用有关而得名。

消化性溃疡是全球性常见病，约有10%的人一生中患过此病。本病可发生于任何年龄，以中年最为常见，DU好发于青壮年，GU的发病年龄一般较DU约迟10年。临床上DU较GU多见，两者之比约为3∶1。秋冬和冬春之交是本病的好发季节。

一、常见护理诊断与医护合作性问题

1.疼痛：腹痛

与胃、十二指肠有关。

2.营养失调：低于机体需要量

与疼痛、恶心呕吐引起摄入量减少，消化吸收障碍有关。

3.潜在并发症

上消化道大量出血、穿孔、幽门梗阻、溃疡癌变。

4.焦虑

与疾病反复发作、病程迁延有关。

5.知识缺乏

缺乏病因及防治知识。

二、护理措施

1.一般护理

(1)休息和活动：对溃疡活动期病人，症状较重或有上消化道出血等并发症时，应卧床休息，可使疼痛等症状缓解。溃疡缓解期，应鼓励适当活动，根据病情严格掌握活动量，工作宜劳逸结合，以不感到劳累和诱发疼痛为原则，餐后避免剧烈活动。有夜间疼痛时，指导病人遵医嘱夜间加服一次抑酸药，以保证夜间睡眠。

(2)饮食护理

①饮食原则：病人饮食应定时定量、少食多餐、细嚼慢咽，食物选择应营养丰富搭配合理、清淡、易于消化，以避免食物对溃疡病灶的刺激。

②进餐方式：在溃疡活动期，应做到以下几点。A.定时定量：以维持正常消化活动的节律，避免餐间零食和睡前进食，使胃酸分泌有规则。B.少食多餐：少食可避免胃窦过度扩张引起的促胃液素分泌增加，以减少胃酸对病灶的刺激，多餐可以使胃中经常保持适量的食物以中和胃酸，利于溃疡面的愈合。C.细嚼慢咽：以减少对消化道过强的机械刺激，同时咀嚼还可以增加唾液分泌，后者具有稀释与中和胃酸的作用。

③食物选择：应选择营养丰富、搭配合理、清淡易于消化的食物，以促进胃黏膜的修复和提高机体抵抗力。A.选择营养丰富刺激性小的食物，如牛奶、鸡蛋、鱼等。在溃疡活动期的病人，以柔软的面食、稍加碱的软米饭或米粥等偏碱性食物为宜。脱脂牛奶有中和胃酸作用，但牛奶中的钙质反过来刺激胃酸分泌，但同时又可引起胃排空减慢、胃窦扩张，致胃酸分泌增多，故脂肪摄取也应适量。B.避免刺激性食物。避免食用对胃黏膜有较强机械刺激的生、冷、硬、粗纤维的蔬菜水果，忌用强刺激胃酸分泌的食品和调味品如油炸食物，以及浓咖啡、浓茶和辣椒、酸醋等。适当控制一般调味品的使用，食物不宜过酸、过甜、过咸。忌用生姜、生蒜、生萝卜等，以免产生气体、扩张胃肠道而致腹胀。C.烹调方法以蒸煮、炖、烩、汆等为主，各种食物应切细、煮软。

④注意进餐情绪：应注意调节进餐时的情绪，避免精神紧张，否则，易致大脑皮质功能紊乱、胃酸分泌过多，不利于溃疡愈合。

⑤营养状况监测：经常评估病人的饮食和营养状况。

2.病情观察

注意观察及详细了解病人疼痛的规律和特点，并按其特点指导缓解疼痛的方法。如DU表现为空腹痛或夜间痛，指导病人准备抑酸性食物(苏打饼干等)在疼痛前进食，或服用抑酸药以防疼痛。也可采用局部热敷或针灸止痛等。监测生命体征及腹部体征的变化，以及时发现并纠正并发症。

3.对症护理

帮助病人认识和去除病因，向病人解释疼痛的原因，指导和帮助病人减少或去除加重和诱发疼痛的因素：①对服用非甾体抗炎药(NSAID)者，应停药；②避免暴饮暴食和食用刺激性食物，以免加重对胃黏膜的损伤；③对嗜烟酒者，应与病人共同制定切实可行的戒烟酒计划，并督促其执行。

当发生急性穿孔和瘢痕性幽门梗阻时，应立即遵医嘱做好手术前准备，行外科手术治疗。亚急性穿孔和慢性穿孔时，注意观察疼痛的性质，指导病人按时服药。急性幽门梗阻时，做好呕吐物的观察与处理，指导病人禁食水，行胃肠减压，保持口腔清洁，遵医嘱静脉补充液体，并做好解痉药和抗生素的用药护理。上消化道大量出血和溃疡癌变时，分别见本章相关内容。

4.用药护理

遵医嘱对病人进行药物治疗，并注意观察药效及不良反应。

(1)抗酸药：抗酸药应在饭后 1 小时和睡前服用。服用片剂时应嚼服，乳剂给药前应充分摇匀，不宜与酸性食物及饮料同服。抗酸药还应避免与奶制品同时服用，因两者相互作用可形成络合物。氢氧化铝凝胶能阻碍磷的吸收，引起磷缺乏症，表现为食欲缺乏、软弱无力等症状，甚至可导致骨质疏松，长期大量服用还可引起严重便秘，对长期便秘者应慎用，为防止便秘可与氧化镁交替服用。此外，氢氧化铝凝胶应在密闭阴凉处保存，但不得冷冻。铝碳酸镁可能引起个别病人腹泻，还可能干扰四环素类抗生素等药物的吸收，必须服用时应避开服药时间。此类抗酸药不宜长期服用。

(2)H_2受体拮抗剂(H_2RA)：应在餐中或餐后即刻服用，也可把一日剂量在睡前服用。如需同时服用碱性抗酸药，则两药应间隔 1 小时以上，如与甲氧氯普胺合用，需适当增加 H_2RA 剂量。若静脉应用 H_2RA，应注意控制速度，速度过快可引起低血压和心律失常。H_2RA 可从母乳排出，哺乳期应停止用药。西咪替丁常见的不良反应有腹泻腹胀、口苦、咽干等，可通过血脑屏障，偶有精神异常等不良反应。此外，西咪替丁对雄激素受体有亲和力而影响性功能，若突然停药，还可能引起慢性消化性溃疡穿孔，故完成治疗后尚需继续服药 3 个月。雷尼替丁的不良反应较少，静脉注射后部分病人可出现面热感、头晕、恶心等，持续 10 余分钟可自行消失。法莫替丁较雷尼替丁的不良反应少，偶见过敏反应，一旦发生应立即停药。

(3)质子泵抑制剂(PPI)：奥美拉唑可引起个别病人头晕,特别是用药初期，应嘱病人用药期间避免开车或做其他必须高度集中注意力的工作。此外，奥美拉唑还有延缓地西泮及苯妥英钠代谢和排泄的作用，合用时需慎重。兰索拉唑的主要不良反应包括荨麻疹、皮疹、瘙痒、头痛、口苦、肝功能异常等，轻度不良反应时不影响继续用药，较为严重时应及时停药。

(4)其他药物：硫糖铝片宜在进餐前 1 小时服用，可有便秘、口干、皮疹、眩晕、嗜睡等不良反应。不能与多酶片同服，以免降低两者的胶体枸橼酸铋钾在酸性环境中方起作用，故宜在餐前半小时服用。因其可使齿、舌变黑，应用吸管直接吸入，部分病人服药后出现便秘和大便呈黑色，停药后可自行消失。服用阿莫西林前应询问病人有无青霉素过敏史，服用过程中应注意有无迟发性过敏反应，如是否出现皮疹等。甲硝唑可引起恶心、呕吐等胃肠道反应，可遵医嘱用甲氧氯普胺等拮抗。

5.心理护理

(1)正确评估病人及家属的心理反应：本病病程长，病情反复发作，有周期性发作和节律性疼痛的特点，在病人及家属中产生两种截然不同的心理反应，一种是对疾病认识不足，持无所谓的态度，另一种是产生紧张焦虑心理，尤其是在并发出血、梗阻时，病人易产生恐惧心理。上述两种消极反应都不利于疾病的康复，特别是紧张恐惧的精神因素，又可诱发和加重病情。因此，护理人员应正确评估病人及家属对疾病的认识程度和心理状态。

(2)积极进行健康宣教，减轻不良心理反应：护理人员在全面评估病人及家属对疾病的认识程度，了解病人及家属的心理状态，其家庭经济状况和社会支持情况后，有针对性地对病人及家属进行健康教育。向担心预后不良的病人说明，经过正规治疗和积极预防，溃疡是可以痊愈的。向病人说明紧张焦虑的心理，可增加胃酸分泌，诱发和加重溃疡，指导病人采用放松技术，如转移注意力、听轻音乐等，放松全身，保持乐观精神。同时，积极协助病人取得家庭和社会的支持，以缓解其焦虑急躁情绪，促进溃疡的愈合。向对疾病认识不足的病人及家属说明疾病的危害，取得合作，以减少疾病的不良后果。

第五节　胃癌病人的护理

胃癌是人类最常见的恶性肿瘤之一，居消化道肿瘤的首位，在所有肿瘤中居第二位。男性胃癌的发病率与死亡率均高于女性，男女之比约为 2：1。发病年龄以中老年居多，高发年龄为 55～70 岁。一般而言，有色人种比白种人易患此病。我国的发病率以西北地区发病率最高，中南和西南地区则较低。全国平均年死亡率为 16/10 万。

一、常见护理诊断与医护合作性问题

1.疼痛：腹痛

与癌细胞浸润有关。

2.营养失调：低于机体需要量

与胃癌造成吞咽困难、消化吸收障碍等有关。

3.有感染的危险

与化疗致白细胞减少、免疫功能降低有关。

4.活动无耐力

与疼痛及病人机体消耗有关。

5.潜在并发症

出血、梗阻穿孔。

二、护理措施

1.一般护理

(1)休息与活动：保持安静、整洁和舒适的环境。轻症病人可适当参加日常活动、进行身体锻炼，以不感到劳累、腹痛为原则。重症病人应卧床休息，采取适当体位，避免诱发疼痛。

(2)饮食护理：饮食应以既合乎病人口味，又能达到身体基本热量的需求为主要目标。让病人了解充足的营养支持对机体恢复有重要作用，对能进食者鼓励其尽可能进食易消化、营养丰富的流质或半流质饮食。定期测量体重，监测血清白蛋白和血红蛋白等营养指标，以监测病人的营养状态。

(3)静脉营养支持：如有并发症需禁食或进行胃肠减压者，应遵医嘱静脉输注高营养物质，以维持机体代谢需要，提高病人免疫力。

2.病情观察

(1)疼痛的观察：观察疼痛特点，注意评估疼痛的性质、部位，是否伴有严重的恶心和呕吐、吞咽困难、呕血及黑粪等症状，如出现剧烈腹痛和腹膜刺激征，应考虑发生穿孔的可能性，及时协助医师进行有关检查或手术治疗。也要注意病人的情绪状态，多给他一些倾诉的时间。

(2)监测病人的感染征象：密切观察病人的生命体征及血常规检查的改变，询问病人有无咽痛、尿痛等不适，及时发现感染迹象并协助医师进行处理。病房应定期消毒，减少探视，保持室内空气新鲜；严格遵循无菌原则进行各项操作，防止交叉感染。长期卧床的病人，要定期翻身、按摩、指导，并协助进行肢体活动，以预防压疮及血栓性静脉炎的发生。

3.对症护理

(1)预防感染：病房应定期消毒，减少探视，保持室内空气新鲜；严格遵循无菌原则进行各项操作，防止交叉感染。长期卧床的病人，要定期翻身、按摩，指导并协助进行肢体活动，以预防压疮及血栓性静脉炎的发生。

(2)疼痛护理：具体措施见本章第二节。

4.用药护理

(1)化疗药品：遵医嘱进行化学治疗，以抑制和杀伤癌细胞，注意观察药物的疗效及不良反应。化疗期间应保护好血管，避免药液外漏引起的血管及皮肤损害。

(2)镇痛药：遵循 WHO 推荐的三阶梯疗法，遵医嘱给予相应的止痛药。

5.心理护理

根据病人的性格、人生观及心理承受力来决定是否告知事实真相。病人在知晓自己的诊断后，预感疾病的预后不佳而往往无法坦然面对，甚至有绝望的心理。指导病人保持乐观的生活态度，用积极的心态面对疾病，树立战胜疾病、延缓生命的信心。护理人员应与病人建立良好的护患关系，利用倾听、解释、安慰等技巧与病人沟通，表示关心与体贴，并及时取得家属的配合，以避免自杀等意外的发生。对于化疗所致的脱发以及疾病晚期的病人，应注意尊重病人，维护病人的尊严，认真听取病人有关自身感受的叙述，并给予支持和鼓励，耐心为病人做处置，以稳定病人的情绪。

第六节　炎症性肠病病人的护理

炎症性肠病指病因未明的炎症性肠病，包括溃疡性结肠炎和克罗恩病。

一、常见护理诊断与医护合作性问题

1.疼痛

与肠道炎症、溃疡有关。

2.体液不足

与结肠炎症所致的腹泻有关。

3.营养失调：低于机体需要量

与吸收障碍有关。

二、护理措施

1.一般护理

(1)休息和活动：轻症者注意休息，减少活动量，防止劳累；重症者应卧床休息，保证睡眠，以减少肠蠕动，减轻腹泻、腹痛症状。

(2)饮食护理：指导病人食用质软、易消化、少纤维素又富含营养的食物。一般为高热量、高蛋白低渣饮食，以利于吸收，减轻对肠黏膜的刺激，供给足够的热量，维持机体代谢的需要。为病人提供良好的进餐环境，增进食欲。避免食用刺激性食物，急性发作期病人应进流质或半流质饮食，禁食冷饮、水果等，减轻黏膜的炎症，防止肠出血等并发症。病情严重者应禁食，按医嘱给予静脉高营养，利于减轻炎症。定期对病人进行营养状况监测，以了解营养改善状况。

2.病情观察

严密观察腹痛的特点及生命体征的变化，以了解病情的进展情况。如腹痛性质突然改变，应注意是否合并大出血、肠梗阻肠穿孔等并发症，要配合医师积极抢救。观察每天排便的次数，粪便的量、性状，监测血红蛋白及电解质的变化。

3.对症护理

(1)疼痛的护理：给病人耐心解释疼痛的原因，使其减轻焦虑、恐惧等不良情绪，增强自信心，配合治疗。教给病人缓解疼痛的方法，如放松、转移注意力，也可用针灸等止痛。

(2)腹泻的护理：全身症状明显的病人应卧床休息，注意腹部保暖，可用暖水袋腹部热敷，以减弱肠道运动，减少排便次数，并有利于腹痛等症状的减轻。加强肛周皮肤的护理，排便后应用温水清洗肛周，保持清洁干燥，涂无菌凡士林或抗生素软膏以保护肛周皮肤，或促进损伤处愈合。稳定病人情绪，以减轻症状。

4.用药护理

根据医嘱用药，以减轻炎症，缓解腹痛。注意药物的不良反应，如应用柳氮磺吡啶，应注意有无恶心、呕吐、皮疹及白细胞减少、关节痛等；应用5-氨水杨酸灌肠，应现用现配，防止药效降低；应用糖皮质激素，要注意激素用量，病情缓解后逐渐减量至停药，注意减药速度不要太快，以防止反跳现象。

5.心理护理

护理人员应鼓励病人树立自信心，告诉病人及其家属，本病的轻型和长期缓解者预后较好，促进治疗疾病的主动性，自觉不懈地配合治疗。应尊重病人，为病人提供相对私密的空间，如尽量安排病人在有卫生间的单人病室等。帮助病人及家属认识病人的实际健康状态，明确精神因素可成为溃疡性结肠炎的诱发和加重因素，使病人以平和的心态应对疾病，缓解焦虑、恐惧心理。

第七节　肝硬化病人的护理

肝硬化是由多种病因引起的慢性进行性弥漫性肝病。其病理特点为广泛的肝细胞变性坏死、结缔组织增生，假小叶和再生结节形成。临床可有多系统受累，以肝功能损害和门静脉高压为主要表现，晚期出现消化道出血、肝性脑病、感染等严重并发症。

肝硬化是我国常见疾病和主要死因之一。本病占内科总住院人数的4.3%～14.2%，病人以青壮年男性多见，35～48岁为发病高峰年龄，男女比例为3.6～8∶1。

一、常见护理诊断与医护合作性问题

1.营养失调：低于机体需要量

与肝功能减退、门静脉高压引起食欲减退、消化和吸收障碍有关。

2.体液过多

与肝功能减退、门静脉高压引起水钠潴留有关。

3.活动无耐力

与肝功能减退、大量腹水有关。

4.有皮肤完整性受损的危险

与营养不良、水肿、长期卧床有关。

5.潜在并发症

上消化道出血、肝性脑病、电解质紊乱。

6.知识缺乏

缺乏疾病的治疗等相关知识。

二、护理措施

(一)一般护理

(1)休息与活动：充足休息可减轻病人能量的消耗，减轻肝脏代谢的负担，有助于肝细胞的修复和改善腹水和水肿。代偿期病人可参加轻体力工作，但要减少活动量。失代偿期病人应多卧床休息，可适量活动，活动以不感到疲劳、不加重症状为度。卧床时尽量取平卧位，可适当抬高下肢以减轻水肿。阴囊水肿者可用托带托起阴囊，以利水肿消退。大量腹水者卧床时可取半卧位，以使膈肌下降，有利于呼吸运动，减轻呼吸困难和心悸。应避免剧烈咳嗽、打喷嚏、用力排便等因素使腹内压突然剧增。

(2)营养支持：既保证充足营养又遵守必要的饮食限制是改善肝功能、延缓病情进展的基本措施。

①营养支持的原则：以高热量、高蛋白、高维生素、易消化饮食为原则，并根据病情变化及时调整。血氨升高时应限制或禁食蛋白质，待病情好转后再逐渐增加摄入量，并应该选择植物蛋白(因其含甲硫氨酸芳香氨基酸和产氨氨基酸较少)。多食新鲜水果和蔬菜，避免进食刺激性强、粗纤维多和较硬的食物，要求病人戒烟、酒。必要时遵医嘱给予静脉补充足够的营养，如高渗葡萄糖液、复方氨基酸、白蛋白或新鲜血。

②限制水钠：有腹水者应低盐或无盐饮食，氯化钠 1.2～2.0 g/d，进水量限制在 1000 mL/d 左右。要求病人尽量少食高钠食物，如咸肉、酱菜等。限钠饮食常使病人感到食物淡而无味，可适量添加柠檬汁、食醋等，改善食品的调味，以促进食欲。

③营养状况监测：经常评估病人的饮食和营养状况，包括每天的进食种类和量，体重和实验室检查有关指标的变化。

(二)病情观察

密切观察腹水和下肢水肿的情况，准确记录 24 小时出入量，每日测体重，并教会病人正确的测量和记录方法。密切监测血清电解质和酸碱度的变化，以及时发现并纠正水、电解质、酸碱平衡紊乱，防止肝性脑病、功能性肾衰竭的发生。

（三）腹水的护理

大量腹水导致呼吸困难，病人应取半卧位，使膈肌下降，增加肺活量，减少肺淤血，增加舒适感。出现脐疝时注意局部皮肤保护，可使用腹带，防止脐疝破溃引起腹水外漏所致的感染。有水肿的卧床病人，避免长时间局部受压，可勤翻身，按摩骨突出部位，使用气褥或气垫交替托起受压部位。使用热水袋时注意防止烫伤。每天测量腹围，定时测量体重，观察腹水消长情况，详细记录 24 小时出入量。放腹水可改善腹压增高的不适，但放腹水不可过快过多，应于放水同时束紧腹带，防止减压后出现腹腔脏器充血。放水后观察意识变化，发现肝性脑病(肝昏迷)先兆及早处理。

（四）用药护理

用于肝硬化腹水治疗的利尿药主要有螺内酯，长期服用会引起乳房肿胀，根据腹水程度与利尿效果可合用呋塞米。使用利尿药时应特别注意维持水、电解质和酸碱平衡。利尿速度不宜太快，以每天体重减轻不超过 0.5 kg 为宜。此外，长期服用秋水仙碱，应注意胃肠反应及粒细胞减少的不良反应。

（五）心理护理

病人由于对肝硬化相关知识的缺乏，常表现为焦虑、恐惧。病情严重或因长期住院，则常常出现消极悲观，甚至绝望的心理反应，故常不配合治疗或过分依赖医护人员。因此，护理人员应多与病人交流，鼓励病人说出其内心的感受和忧虑，与病人一起讨论其可能面对的问题，在精神上给予病人真诚的安慰和支持。应注重家庭的支持作用，指导病人家属在情感上关心支持病人，从而减轻病人的心理压力。此外，可让病人与那些患有同样病情但治疗效果好者多进行沟通交流，充分利用榜样作用增强信心。

第八节　原发性肝癌病人的护理

原发性肝癌是指肝细胞和肝内胆管细胞的癌肿，为我国常见恶性肿瘤之一，其死亡率在消化系统恶性肿瘤中列第三位，仅次于胃癌和食管癌。我国每年约有 11 万人死于肝癌，占全球肝癌死亡数的 45%。本病可发生于任何年龄，以 40～49 岁为最多，男女之比为 2～5∶1。

一、常见护理诊断与医护合作性问题

1.疼痛：肝区疼痛

与肿瘤增长迅速、肝包膜被牵拉有关。

2.营养失调：低于机体需要量

与化疗所致胃肠道反应、机体的慢性消耗有关。

3.有感染的危险

与长期消耗及化疗、放疗而致白细胞减少、抵抗力减弱有关。

4.潜在并发症

上消化道出血、肝性脑病、癌结节破裂出血。

5.恐惧

与腹部剧烈疼痛或担心预后有关。

6.知识缺乏

缺乏疾病的预防、治疗等相关知识。

二、护理措施

（一）一般护理

（1）休息与活动：视病情适当活动，以不增加肝脏负荷为宜，必要时需卧床休息。

(2)饮食与营养：饮食以高蛋白、适当热量、高维生素为宜，避免摄入高脂、高热量和刺激性食物，避免使肝脏负担加重。向病人解释进食的意义，鼓励病人进食。安排良好的进食环境，保持病人口腔清洁，以增加病人的食欲。如疼痛剧烈应暂缓进食，待疼痛减轻再进食。有恶心、呕吐时，于服用止吐药后少量多餐，尽量增加摄入量。如有肝性脑病倾向，应减少蛋白质摄入，以免诱发肝性脑病。对晚期肝癌病人，可根据医嘱静脉补充营养，维持机体代谢需要。应及时根据病人营养状况，调整饮食计划。

(3)环境：病室应安静，保持适宜的温度和湿度，空气清新，定时通风、空气消毒，减少探视。

(二)病情观察

密切注意观察生命体征及意识状态，如有门静脉高压所致的大出血、肝性脑病，应及时与医师联系对症处理，询问病人有无咽痛、咳嗽、尿痛等不适。监测病人的疼痛及感染征象：注意经常评估病人疼痛的强度性质、部位及伴随症状；及时发现感染等异常情况并协助医师进行处理。

(三)疼痛的护理

当病人出现疼痛时，护理人员可与病人多交流，分散其注意力，教会病人一些相应的心理防卫机制，放松和转移注意力，如做深呼吸、听音乐、与病友交谈等，有利于缓解疼痛。保持环境安静、舒适，减少对病人的不良刺激和心理压力。尊重病人，认真倾听病人述说疼痛的感受，及时做出适当的反应，可以减轻病人的孤独无助感和焦虑，使其保持稳定的情绪而有助于减轻疼痛。根据医嘱采用病人自控镇痛(PCA)法进行止痛。

(四)肝动脉栓塞化疗病人的护理

肝动脉栓塞化疗是一种创伤性的非手术治疗，应做好术前和术后护理及术中配合，以减少并发症的产生。

1.术前护理

(1)基础护理：病人术前须注意营养补充，鼓励病人摄入易消化的高营养、高维生素、低脂肪饮食，保证充足的睡眠。

(2)心理护理：晚期肺癌病人多有不同程度的心理障碍，对介入治疗缺乏信心，表现有疑虑、恐惧、紧张等心理。责任护士必须对病人耐心细致地做好心理疏导和解释工作，关心体贴病人并及时为其解除痛苦，使病人以最佳状态接受治疗。

(3)健康教育：向病人及家属提供有关疾病治疗、康复知识及专业护理指导，根据有关护理问题，指导病人进行自我护理，帮助建立有效的知识体系，掌握自我护理技巧；向病人和家属说明术后卧床及术后制动的重要性和必要性，训练病人在床上排尿、排便的方法。

(4)术前常规准备：完善各项术前检查，术前应常规检查肝、肾功能、血常规及凝血酶原时间。术前 6 小时禁食水，嘱病人洗净穿刺部位的皮肤，做好双侧腹股沟区备皮。按医嘱做碘及青霉素、普鲁卡因过敏试验。

2.术中护理

介入治疗过程中，护士除做好病人心理护理外，还应严密观察注入药物情况，注意观察栓塞剂运行情况，切忌栓塞剂反流入非靶血管；严密观察病人生命体征的变化，如有烦躁不安、寒战发冷、发绀等症状应立即加大给氧流量和浓度，并做好急救准备；随时观察有无咳痰及痰性分泌物情况，及时给予处理。

3.术后护理

(1)穿刺部位的护理：病人绝对卧床休息 24 小时，穿刺部位加压盐袋 6 小时，避免因用沙袋尘土漏出引起伤口感染，嘱病人术侧肢体伸直制动 8 小时。严密观察术侧肢体皮肤温度、足背动脉搏动及皮肤颜色，观察穿刺点皮肤有无淤血、血肿，敷料有无污染，盐袋有无移位，若有异常及时处理。

(2)严密观察病人生命体征的变化：术后应注意病人的体温、脉搏、血压和肢体颜色的变化，尤其是术侧足背动脉搏动情况及末梢血运、皮肤温度。

(3)水化护理：由于局部灌注大剂量的抗癌药物，毒性反应和副作用较明显，水化治疗尤为重要。术后 3 天内行静脉输液每天 2500~3000 mL，根据病人情况调整滴速，60~80 滴/分，如老年或心肾功能不全者酌减。鼓励病人多饮水，每日饮水不少于 2500 mL，排尿要求 3000 mL 以上，以便药物毒素能通过肾脏尽快排出。

(4)体温的监测：密切观察体温的变化，根据病情给予及时的物理降温，必要时采用药物降温。出汗多时及时给病人更换床单、被单、衣裤，做好口腔和皮肤护理。

(5)胃肠道反应的护理：术后应禁食4～6小时，由于化疗药物的不良反应，可引起恶心、呕吐症状。护理上做好解释工作，给予甲氧氯普胺(胃复安)注射，使胃肠道反应有所减轻。饮食宜清淡，少量多餐，加强口腔护理，减少不良刺激，促进毒素排泄。

(6)疼痛的护理：介入治疗2～3天内，因肿瘤组织坏死可引起肿瘤区疼痛，护士在加强病情观察的同时，要做好病人的安慰工作。对于疼痛不能耐受时，密切观察疼痛的部位、性质、程度，以便和其他并发症引起的疼痛区分开来，必要时按医嘱使用止痛药。

(五)用药护理

根据医嘱给病人应用抗肿瘤的化学药物治疗，注意药物疗效，以及不良反应。鼓励病人保持积极心态，坚持完成化疗。

(六)心理护理

(1)充分认识病人的心理反应：肝癌病人同其他癌症病人一样，往往会表现否认、愤怒、忧伤、接受几个心理反应阶段。病人表现为恐惧焦虑，甚至出现绝望自杀的行为，护理人员应给予正确的心理疏导，让病人尽快接受疾病诊断的事实，积极配合治疗与护理，从而延缓生命。

(2)建立良好的护患关系：应注意与病人建立良好的护患关系，多与病人交谈以深入了解其内心活动，多关心病人并取得其信任，鼓励病人说出其内心感受，给予适当的解释。避免各种不良刺激，避免在病人面前讨论病情或表示任何惊慌惋惜的情绪，对病人的申诉表示同情，并全力以赴设法解除其疾苦。

(3)减轻恐惧心理：耐心处理病人提出的各种要求，并积极协助处理病人出现的各种不适症状，以稳定病人的情绪。此外，应给病人亲属以心理支持和具体指导，提高家庭的应对能力，鼓励家庭成员多陪伴病人，减轻病人的恐惧并稳定病人的情绪。

第九节　急性胰腺炎病人的护理

急性胰腺炎是指多种病因导致胰酶在胰腺内被激活后引起胰腺组织自身消化所致的水肿、出血甚至坏死的化学性炎症，是临床上常见的急腹症之一。临床主要以急性上腹痛、发热、恶心、呕吐、血和尿淀粉酶增高等为特点。病变程度轻重不等，可分为轻症急性胰腺炎（MAP）和重症急性胰腺炎（SAP）。本病可见于任何年龄，但以青壮年居多。

一、常见护理诊断与医护合作性问题

1.疼痛：腹痛

与胰腺及其周围组织炎症、水肿、坏死有关。

2.体温过高

与胰腺炎症、坏死和继发感染有关。

3.有体液不足的危险

与恶心、呕吐、禁食、胃肠减压有关。

4.潜在并发症

电解质紊乱、急性呼吸窘迫综合征、急性肾衰竭、心功能不全、败血症等。

二、护理措施

（一）一般护理

1.休息与体位

绝对卧床休息，减轻胰腺负担，降低代谢率，增加脏器血流量，促进组织修复和体力恢复。协助病人采取舒适体位，如弯腰、屈膝侧卧，以减轻腹痛。因剧痛辗转不宁者，防止坠床，移除床周围危险物，保证安全。

2.禁食和胃肠减压

多数病人禁食 1～3 天(重症病人至少禁食数周)，明显腹胀和病情严重经禁食腹痛无明显缓解者，进行胃肠减压，目的在于减少胃液和食物刺激引起的胰液分泌，减轻腹痛腹胀。禁食期间不能饮水，可含漱或用水湿润口唇，做好口腔护理。

3.营养支持

分为完全胃肠外营养(TPN)、肠道营养(TEN)、胃肠内营养(EN)3 个阶段。①术前和术后早期，需抑制胰腺分泌功能，胰腺处于休息状态，由于创伤和严重感染时，胃肠功能障碍，必须使用 TPN，此为第 1 阶段，为 2～3 周；②术后 3 周左右开始，病情基本稳定，肠道功能恢复，通过空肠造瘘提供营养(即 TEN)，此为第 2 阶段，为 3～4 周；③长期应用静脉营养，可致肠道黏膜萎缩肠道屏障功能下降和菌群失调，故早期逐渐恢复经口进食(即 EN)，此为第 3 阶段。

(二)病情观察

1.密切观察生命体征和意识变化

心率≥100 次/分、收缩压≤90 mmHg、脉压≤20 mmHg，提示血容量不足和休克；呼吸≥30 次/分，警惕急性呼吸窘迫综合征(ARDS)；出现焦虑不安、幻觉、定向力障碍、失语、昏迷，提示并发胰源性脑病。

2.注意病人血压、神志及尿量的变化

如出现血压下降、尿量减少、神志改变、皮肤黏膜苍白、冷汗等低血容量性休克的表现，应积极配合医师进行抢救。

3.胃肠减压者，观察引流物的性质和量

注意有无咖啡色或暗红色引流物出现，警惕消化道应激性溃疡出血及DIC。准确记录 24 小时出入量，必要时留置导尿管记录每小时尿量，若尿量<30 mL/h 或 500 mL/24 h，提示脱水、休克或肾衰竭。

4.定时观察腹痛、腹胀情况

每天至少 2 次仔细评估腹部体征。若腹痛持续存在，提示并发胰腺脓肿、假性囊肿等；若疼痛剧烈、腹肌紧张、压痛、反跳痛明显，提示并发腹膜炎。

(三)对症护理

1.疼痛的护理

遵医嘱给予止痛药，一般用阿托品，但持续应用时应注意病人有无心动过速等不良反应。止痛效果不佳时遵医嘱配合使用其他止痛药，如哌替啶。禁用吗啡，以防引起 Oddi 括约肌痉挛，加重病情。安慰病人，使其避免紧张、恐惧。指导病人运用一些减轻腹痛的方法，如深呼吸、转移注意力松弛疗法、皮肤针刺疗法等。

2.低血容量性休克的急救

①病人取平卧位，注意保暖，给予氧气吸入。②尽快建立静脉通路，必要时静脉切开，按医嘱输注液体、血浆或全血，补充血容量。根据医嘱调整给药速度，必要时测定中心静脉压，以决定输液量和速度。③如循环衰竭持续存在，按医嘱给予升压药。④迅速准备好抢救用物，如静脉切开包、人工呼吸器、气管切开包等。

(四)用药护理

应用以下药物时注意以下几点。①阿托品：观察治疗效果，注意其有口干、心率加快、排尿困难等不良反应。②西咪替丁：静脉给药时，偶有血压降低、心跳呼吸停止等，给药时速度不宜过快，密切观察病人反应，注意有无异常表现和不适主诉。③抗生素：遵医嘱早期用药，另外注意，由于大量应用抗生素，易并发真菌感染，应加强口腔护理，定期作大小便真菌培养，以助诊断。

(五)心理护理

由于本病呈急性起病，病人出现剧烈腹痛，一般止痛药无效。常使病人及家属产生不良的心理反应。加强巡视，多与病人沟通交流，了解病人的护理需求，及时做出反应，让病人有安全感；介绍本病相关知识，及时解答病人的问题，减轻病人的焦虑、紧张、恐惧心理；充分调动社会力量支持，关心、帮助病人；给病人提供安静、清洁舒适、无不良刺激的治疗环境，促进其康复。

第五章　泌尿系统疾病病人的护理

第一节　泌尿内科病人的一般护理常规

(1)按内科疾病常规护理。病室温湿度适宜,病人感觉舒适。

(2)急性期及严重的肾衰竭者,需要卧床休息,以减轻肾脏负担,以及有血尿、水肿、高血压、心力衰竭等症状者,待症状消失病情好转及小便恢复正常后,可逐步起床活动。

(3)遵医嘱给予高热量、高维生素、少盐、高蛋白或优质低蛋白饮食[<0.38 g/(kg·d)],加强饮食管理,使病人积极配合治疗。嘱病人饭前饭后漱口,注意保持口腔卫生,增强食欲。

(4)有水肿者,记录24小时出入水量,特别是尿量。每周测体重1~2次,每天测腹围1次,注意皮肤护理,防止受压部位发生压疮。

(5)对伴有高血压的病人,应遵医嘱观察血压变化,并限制钠盐摄入。

(6)及时留取标本,新病人连续3天送晨尿做常规检查,同时留尿培养一次(中段尿),严格防止尿液被污染。

(7)密切观察病情变化。按时测量 T、P、R、BP,注意意识及尿量变化,如发现有血尿、少尿和水肿加重,情绪不安、嗜睡、频繁呕吐、恶心或抽搐等症状,均按有关常规护理,并及时报告医生,以鉴别高血压脑病、心力衰竭等并发症。

(8)熟悉并做好各种肾功能试验及各种透析疗法的术前准备和术后护理。

(9)密切观察药物的疗效及可能出现的不良反应。

(10)指导病人出院后,定期到医院复查肾功能;适当体育锻炼,增强体质，防止上呼吸道感染，以防止疾病复发；女性病人注意月经期及孕期卫生等。

第二节　泌尿系统疾病病人常见症状和体征的护理

一、肾性水肿

肾性水肿是指由肾脏疾病引起人体组织间隙有过多液体积聚而导致的组织肿胀，是肾小球疾病最常见的临床症状。肾小球疾病引起的水肿可分为肾炎性水肿和肾症性水肿两大类。肾炎性水肿主要由于肾小球滤过率下降，而肾小管重吸收功能相对正常造成"球管失衡"，导致水钠潴留而产生水肿。同时，毛细血管通透性增高可进一步加重水肿。其水肿多从颜面部开始，重者可波及全身，指压凹陷不明显。由于水钠潴留、血容量扩张，血压常可升高。肾病性水肿主要由于长期大量蛋白尿造成血浆蛋白减少，导致血浆胶体渗透压降低而产生的水肿。肾病性水肿多从下肢部位开始，常为全身性、体位性和凹陷性，可无高血压表现。

(一)常见护理诊断与医护合作性问题

(1)体液过多与肾小球滤过率下降致水钠潴留、大量蛋白尿致血浆胶体渗透压下降有关。

(2)有皮肤完整性受损的危险与皮肤水肿、营养不良有关。

(二)护理措施

1.一般护理

(1)休息：严重水肿的病人应卧床休息，以增加肾血流量和尿量，缓解水钠潴留，避免肾性高血压的发生，下肢水肿明显者，可抬高下肢。阴囊水肿者可用吊带托起。水肿减轻后，可逐渐下床活动，但应避免劳累。

(2) 饮食护理

①限制钠盐的摄入：每天以 2～3 g 为宜，禁食腌制食品、罐头食品、啤酒、汽水、味精、面包等含钠食品，并指导其使用无钠盐等增进食欲。

②液体的摄入：24 小时尿量<500 mL 或有严重水肿者应限制水的摄入，每天液体入量不应超过前一天 24 小时尿量加上不显性失水量(约 500 mL)。24 小时尿量达 1000 mL 以上，不需严格限制饮水量，但不可多饮水。

③蛋白质：低蛋白血症所致水肿者，应适当补充优质蛋白质，如牛奶、鸡蛋、鱼肉等，但不宜给予高蛋白质饮食，一般可给予 1.0 g/(kg·d)。对于慢性肾衰竭的病人，应根据肾小球滤过率来调节蛋白质摄入量。

④低蛋白质饮食的病人应补充足够的热量，以免引起负氮平衡，还应补充各种维生素。

2.病情观察

严密观察血压的变化；详细记录 24 小时出入量；定期测量病人体重；观察水肿消退情况，观察有无胸、腹腔积液和心包积液；观察有无急性左心衰竭和高血压脑病的发生；观察皮肤有无红肿、破损和化脓等情况发生。

3.对症护理

水肿较重的病人应衣着柔软、宽松。长期卧床者，应协助病人经常变换卧位，避免压疮的发生，并告知病人及家属翻身的重要性和翻身的注意事项，必要时对水肿部位严重者还可使用气圈、软枕等支撑物支撑受压部位。水肿病人还应注意皮肤的清洁，因水肿皮肤薄而容易发生破损，进而造成感染，故应每天进行皮肤的清洗，且清洗时不可用力过猛。严重水肿者应尽量避免进行局部肌内注射，可采用静脉途径保证药物的输入。

4.用药护理

长期使用利尿药应监测血清电解质和酸碱平衡情况，观察有无恶心、呕吐、腹胀及心律失常等低钾血症表现，以及有无肌痛性痉挛、意识改变等低钠血症的表现；大量使用还可导致有效循环血容量不足，出现直立性眩晕等症状。此外，有些强效利尿药还具有耳毒性，可引起耳鸣、眩晕及听力丧失，应避免与链霉素等具有相同不良反应的抗生素同时使用，如呋塞米(速尿)等。使用糖皮质激素的病人可出现水钠潴留，血压、血糖升高，消化道出血，伤口不宜愈合，还会出现满月脸、水牛背、向心性肥胖等，应密切观察病人的情况。若使用大剂量冲击疗法时，对病人应实行保护性隔离，避免引起继发感染。

二、膀胱刺激征

膀胱刺激征表现为尿频、尿急、尿痛和尿不尽感，常伴小腹坠痛，多为膀胱、前列腺及尿道受炎症、结石或肿瘤等刺激所引起。尿频是指每天排尿次数增多，而每次尿量不多，且每日尿量正常。若一有尿意就要排尿，并常伴有尿失禁则称为尿急；若排尿时膀胱区和尿道有疼痛感或灼热感称为尿痛。

（一）常见护理诊断与医护合作性问题

排尿异常：尿频、尿急、尿痛　与尿路感染有关。

（二）护理措施

1.一般护理

嘱病人急性发作期间应注意休息，保持心情放松。可指导病人从事一些感兴趣的活动，如听轻音乐、欣赏自己喜欢的散文、诗歌，看娱乐电视，与亲朋好友聊天等，以分散病人的注意力，减轻病人的焦虑、紧张，缓解尿频、尿急、尿痛。

在病情允许的情况下，鼓励病人多饮水，增加尿量，以达到不断冲洗尿道、减少细菌在尿道停留的时间，以防止尿路感染。

2.对症护理

（1）皮肤护理：指导病人做好皮肤黏膜的护理，应嘱病人每日清洗会阴部至少 2 次，不能自行清洗者，应协助清洗。对于女性病人，在月经期还应增加清洗次数，以减少细菌对尿路的感染机会。

（2）疼痛护理：指导病人进行膀胱区热敷或按摩，以缓解疼痛。对高热、头痛及腰痛者给予解热镇痛药。

3.用药护理

遵医嘱给予抗生素和口服碳酸氢钠,注意观察药物的疗效和不良反应,碳酸氢钠可碱化尿液,减轻膀胱刺激征。此外,膀胱刺激征明显者还可遵医嘱给予阿托品等抗胆碱药。

三、尿量异常

人的尿量与液体的摄入量及丢失量有关,一般正常成人每天尿量为1000~2000 mL,尿量的多少取决于肾小球滤过率、肾小管重吸收及两者的比例。尿量异常包括多尿少尿、无尿和夜尿增多。

(1)多尿:24 小时尿量超过 2500 mL,常见于糖尿病、尿崩症病人。

(2)少尿:24 小时尿量少于 400 mL 或每小时尿量少于 17 mL,常见于休克病人。

(3)无尿:24 小时尿量少于 100 mL。常见于严重心、肾疾病及休克病人。

(4)夜尿增多:指夜间尿量超过白天尿量或夜间尿量超过 750 mL,持续的夜尿增多,且尿比重低而固定,提示肾小管浓缩功能减退。

(一)一般护理

1.休息与活动

糖尿病引起多尿的患者可适当活动;夜尿增多的患者白天应适当补充睡眠时间;少尿或无尿患者应卧床休息,以免加重病情。

2.饮食

给予高糖优质低蛋白饮食,供给足够的热量和必需氨基酸,以减少体内蛋白质分解,限制钠盐和含钾高的食物及药物。

(二)病情监测

(1)准确记录 24 小时出入液量,严格控制饮水量和输液量,防止体内水过多。对于少尿期病人观察补液量适中的指标为:①皮下无脱水或水肿征象;②每天体重不增加,若增加超过 0.5 kg 或以上,提示体液过多。③中心静脉压在 0.59~0.98 kPa(6~10 cmH$_2$O)，若高于 1.17 kPa(12 cmH$_2$O)，提示体液过多；④心率增快、血压升高、呼吸加快，若无感染征象，应怀疑体液过多。多尿期病人应注意补充水分，维持水、电解质酸碱平衡，急性肾衰竭多尿期的早期仍可发生高钾血症，后期又易发生低钾血症，应根据检查结果进行指导。

(2)严密监测血压、心率、心律，少尿病人应了解有无因体液潴留而引起肺水肿和脑水肿症状，及早识别低钾血症早期征象，如烦躁、无力、呼吸困难等。多尿期病人注意有无脱水表现。出现异常及时与医生联系，采取有效措施，防止病情恶化。

(三)心理护理

关心和安稳病人，进行思想沟通，帮助病人正确对待疾病，树立治疗疾病的信心。

第三节　肾小球疾病病人的护理

肾小球疾病是一组临床表现相似，但病因、发病机制、病理、病程和预后不尽相同，且主要是侵犯双肾肾小球的疾病，其主要临床表现有血尿蛋白尿、水肿、高血压和肾功能损害等。肾小球疾病按病因可分为原发性、继发性和遗传性三大类。原发性肾小球疾病大多原因不明，须排除继发性及遗传性肾小球疾病后才能诊断；继发性肾小球疾病是指继发于全身性疾病的肾脏损害，如系统性红斑狼疮肾炎、糖尿病肾病等；遗传性肾小球疾病是指遗传基因突变所致的肾小球疾病，如 Alport 综合征等。其中，原发性肾小球疾病占绝大多数，是引起慢性肾衰竭的主要疾病。

一、急性肾小球肾炎病人的护理

急性肾小球肾炎，简称急性肾炎，是一组起病急，以血尿、蛋白尿、水肿和高血压为特征的肾小球疾病，常称为急性肾炎综合征，可伴有一过性肾损害。多见于链球菌感染后，其他细菌、病毒和寄生虫感染后也可引起。本节主要介绍链球菌感染后急性肾炎。

链球菌感染后急性肾炎，任何年龄均可发病，但以 5～14 岁的少年儿童多见，20 岁以下者占 93.7%，男与女比例约为 2：1，冬春季发病多见，多为散发，多数病人可获临床痊愈，部分遗留少量镜下红细胞和少量蛋白尿，迁延 1～2 年消失，重症病人可发生肾衰竭。

(一)常用护理诊断及医护合作性问题

1.体液过多

与肾小球滤过率下降导致水、钠潴留有关。

2.有皮肤完整性受损的危险

与皮肤水肿、营养不良有关。

3.活动无耐力

与疾病所致高血压、水肿等有关。

4.潜在并发症

急性左心衰竭、高血压脑病、急性肾衰竭。

(二)护理措施

1.一般护理

(1)饮食护理：急性期应严格限制钠的摄入，以减轻水肿和心脏负担。一般每天盐的摄入量应低于 3 g。病情好转、水肿消退、血压下降后，可由低盐饮食逐渐转为正常饮食。除了限制钠盐外，还应注意控制水和钾的摄入，尤其尿量明显减少者其饮水量以不超过前一天尿量加不显性失水量为宜。

另外，应根据肾功能调整蛋白质的摄入量，肾功能正常蛋白质摄入量为 1.0 g/(kg·d)，氮质血症时蛋白质摄入量应限制在 0.5 g/(kg·d)。同时注意给予足够的热量和维生素。

(2)休息：急性期病人应绝对卧床休息，症状比较明显者需卧床休息 4～6 周，待水肿消退、肉眼血尿消失、血压恢复正常后，方可逐步增加活动量。

病情稳定后可从事一些轻体力活动，但1～2年内应避免重体力活动和劳累。

2.病情观察

注意监测生命体征，注意观察水肿的范围、程度，有无胸水、腹水，有无呼吸困难、头痛、呕吐等表现，观察尿量变化及肾功能变化。

3.用药护理

具体参见本章第二节下"肾性水肿"小节。

4.心理护理

限制儿童的活动可使其产生烦躁、焦虑等心理反应，所以对病人应讲明卧床休息的重要性，使其理解并接受；使用糖皮质激素，会导致病人出现自我形象紊乱，应事先告知病人及家属，避免引起恐慌、抑郁心理。

二、慢性肾小球肾炎病人的护理

慢性肾小球肾炎，简称慢性肾炎，是指起病方式不同、病程迁延、病情进展缓慢，最终将发展成慢性肾衰竭的肾小球疾病。其基本的临床表现为蛋白尿、血尿、水肿、高血压、肾功能损害，以青、中年男性居多。起病初期常无明显症状，以后缓慢持续进行性发展，后期有贫血、高血压和慢性肾衰竭，最终会发展至尿毒症，多数预后较差。

（一）常用护理诊断与医护合作性问题

1.体液过多

与肾小球滤过率下降导致水钠潴留等因素有关。

2.营养失调：低于机体需要量

与低蛋白饮食，长期蛋白尿致蛋白丢失过多有关。

3.潜在并发症

慢性肾衰竭。

（二）护理措施

1.一般护理

注意饮食护理。慢性肾炎病人肾功能减退时应予以优质低蛋白饮食，蛋白质每天摄入量 0.6～0.8 g，其中 50%以上为优质蛋白，使之既能保证身体所需的营养，又可减少蛋白质代谢的产物，起到保护肾功能的作用。低蛋白饮食时，应适当增加糖类(碳水化合物)的摄入，以满足机体生理代谢所需要的热量，避免因热量供给不足加重负氮平衡。控制磷的摄入。同时注意补充多种维生素及锌元素，因锌有刺激食欲的作用。高血压病人应限制钠的摄入。

2.病情观察

慢性肾炎病人多为轻中度水肿，应观察病人水肿有无加重，或出现胸腹腔积液及病人尿量的变化。密切观察病人血压的变化，血压升高可加重肾功能损伤。监测肾功能的变化，定期检查尿常规，监测水、电解质平衡有无异常。

3.用药护理

对服用抗高血压药的病人，应讲明血压升高对肾功能的危害，嘱病人及家属不可自行改变药物种类、剂量，更不可停药。使用利尿药及激素治疗者应观察药物的疗效及不良反应(详见本章第二节"肾性水肿"小节)。

4.心理护理

多数病人因病程长而影响工作、学习，还会对家庭造成长期的经济负担，从而使病人产生焦虑、抑郁等心理问题。作为一名护理人员应关心、体贴病人及争取家属对病人最大限度的支持。

三、肾病综合征病人的护理

肾病综合征是指由各种肾小球疾病所致的，以大量蛋白尿(尿蛋白＞3.5 g/d)、低蛋白血症(血浆清蛋白＜30 g/L)、明显水肿高脂血症为临床表现的一组综合征。其中前两项为必备条件。

肾病综合征可分为原发性和继发性两大类。原发性肾病综合征是指原发于肾脏本身的肾小球疾病，急性肾炎、急进性肾炎、慢性肾炎均可在疾病发展过程中发生肾病综合征。继发性肾病综合征是指继发于全身性或其他系统的疾病，如中青年继发本病的疾病是系统性红斑狼疮等风湿病；中老年多继发于糖尿病、肾淀粉样变性、多发性骨髓瘤；儿童多继发于过敏性紫癜等。本节仅讨论原发性肾病综合征。

(一)常用护理诊断与医护合作性问题

1.体液过多

与低蛋白血症致血浆胶体渗透压下降等有关。

2.营养失调：低于机体需要量

与大量蛋白尿、摄入减少及吸收障碍有关。

3.有感染的危险

与机体抵抗力下降、应用激素和(或)免疫抑制剂有关。

4.潜在并发症

血栓形成、急性肾衰竭、心脑血管并发症。

(二)护理措施

1.一般护理

(1)休息与活动：全身严重水肿，合并胸水、腹水，出现呼吸困难者应绝对卧床休息，取半坐卧位，因卧床可增加肾血流量，使尿量增加。为防止肢体血栓形成，应保持肢体的适度活动。当病情缓解后，可逐渐增加活动量，以减少并发症的发生。对于伴有高血压的病人，应限制活动量。老年病人改变体位时不可过快，防止体位性低血压的发生。

(2)饮食护理：一般给予正常量的优质蛋白，但当肾功能不全时，应根据内生肌酐清除率调整蛋白质的摄入量；供给足够的热量，每千克体重不少于126～147 kJ/d(30～35 kcal/d)；少食富含饱和脂肪酸的动物脂肪，多食富含多聚不饱和脂肪酸的植物油，并增加富含可溶性纤维的食物如燕麦、豆类等，以控制高脂血症；注意维生素及微量元素铁、钙等的补充；给予低盐饮食，勿食腌制食品以减轻水肿。

(3)营养监测：记录进食情况，评估饮食结构是否合理，热量是否充足。

定期测量血浆清蛋白、血红蛋白等指标，评估机体的营养状态。

2.病情观察

监测生命体征，注意体温有无升高；观察有无咳嗽、咳痰，肺部干、湿啰音，尿路刺激征、皮肤红肿等感染征象。

3.对症护理

（1）预防感染

①保持环境清洁：保持病房环境清洁，定时开门窗通风换气，定期进行空气消毒，并用消毒药水拖地、擦桌椅，保持室内温度和湿度合适。尽量减少病区的探访人次，限制上呼吸道感染者探访。同时指导病人少去人多聚集的地方。

②寒冷季节：嘱病人注意防寒保暖，避免外出。

③做好生活护理：告知病人预防感染的重要性，让病人认识到加强营养和休息、增强机体抵抗力、保持个人卫生是预防感染的根本措施。协助病人加强全身皮肤、口腔黏膜和会阴部护理，防止皮肤和黏膜损伤。

（2）皮肤护理

具体护理措施参见本章第二节"肾性水肿"的小节。

第四节　尿路感染病人的护理

尿路感染简称尿感，是由于各种病原微生物感染所引起的非特异性感染，包括肾盂肾炎、膀胱炎和尿道炎。本病主要由细菌引起，尿路感染未婚少女发病率约为2%，已婚女性发生率为5%。男女之比为1：10。老年男性和女性病人多为无症状性细菌尿。

一、常用护理诊断与医护合作性问题

1.排尿形态异常：尿频、尿急、尿痛
与泌尿系统感染有关。

2.体温过高

与急性肾盂肾炎有关。

3.潜在并发症

肾乳头坏死、肾周脓肿等。

4.知识缺乏

缺乏预防尿路感染的知识。

二、护理措施

（一）一般护理

发热等中毒症状明显，或有较重的血尿、尿路刺激征者，应卧床休息，进食应富于热量和维生素并容易消化的食物，嘱病人多饮水，使每日尿量达到 3000 mL 以上，以保证尿路冲洗作用。同时做好口腔护理。

（二）病情观察

监测体温、尿液性状的变化，有无腰痛加剧。如高热持续不退或体温升高，且出现腰痛加剧等，应考虑可能出现肾周脓肿、肾乳头坏死等并发症，需及时通知医生。

（三）对症护理

高热病人可采用冰敷、乙醇擦浴等措施进行物理降温，并注意观察和记录降温的效果。同时应加强皮肤护理，及时更换汗湿的衣服。

（四）用药护理

遵医嘱给予抗菌药物，注意药物用法、剂量、疗程和注意事项，如口服复方磺胺甲唑期间要注意多饮水，并同时服用碳酸氢钠，以增强疗效、减少磺胺结晶的形成。

第五节　肾衰竭病人的护理

一、急性肾衰竭病人的护理

急性肾衰竭是由于各种病因引起的短时间内(数小时或数天)肾功能急剧、进行性减退而出现的临床综合征。主要表现为血肌酐(Cr)和尿素氮(BUN)升高，水、电解质和酸碱平衡失调及全身各系统并发症。常伴有少尿(<400 mL/24 h)，也可以无少尿表现。本综合征分为肾前性、肾后性和肾实质性肾衰竭。本节主要介绍肾实质性肾衰竭。

(一)常见护理诊断与医护合作性问题

1.营养失调：低于机体需要量

与病人食欲减退、限制蛋白质摄入、透析和原发疾病等因素有关。

2.有感染的危险

与机体抵抗力降低及侵入性操作等有关。

3.有皮肤完整性受损的危险

与体液过多、抵抗力下降有关。

4.潜在并发症

高血压脑病急性左心衰竭、心律失常、心包炎、DIC、多脏器衰竭等。

(二)护理措施

1.一般护理

(1)饮食护理：对于能进食的病人，给予高生物效价的优质蛋白，蛋白质的摄入量应限制为 0.8 g/(kg·d)，并适量补充必需氨基酸。对有高分解代谢或营养不良以及接受透析的病人，其蛋白质摄入量可适当放宽。给予高碳水化合物和高脂饮食，以供给足够的热量，保持机体正氮平衡。急性肾衰竭病人每天所需热量为 147 kJ/kg(35 kcal/kg)。尽可能减少钠、钾、氯的摄入量。

监测反映机体营养状况的指标是否改善，如血浆清蛋白等。

(2)休息与体位：应绝对卧床休息以减轻肾脏负担，抬高水肿的下肢，昏迷者按昏迷病人护理常规进行护理。

2.病情观察

(1)监测病人的神志、生命体征、尿量、尿常规.肾功能的变化。

(2)维持与监测水平衡：坚持"量出为入"的原则。严格记录 24 小时出入液量，同时将出入量的记录方法、内容告诉病人，以便得到病人的充分配合。具体参见本章前一节"水肿"的护理。

(3)严密观察病人有无体液过多的表现：①有无水肿；②每天的体重有无增加，若 1 天增加 0.5kg 以上，提示补液过多；③血清钠浓度是否正常，若偏低且无失盐，提示体液潴留。

(4)正常中心静脉压为 0.59～0.98 kPa(6～10 cmH$_2$O)，若高于 1.17 kPa (12 cmH$_2$O)，提示体液过多；胸部 X 线片血管造影有无异常，肺充血征象提示体液潴留；若无感染征象，出现心率快、呼吸加速和血压增高，应怀疑体液过多。

(5)血清电解质

①密切观察有无高钾血症的征象，如脉律不齐、肌无力、心电图改变等。血钾高者应限制钾的摄入，少用或忌用富含钾的食物，如紫菜、菠菜、苋菜薯类、山药、坚果、香蕉、香菇、榨菜等。预防高钾血症的措施还包括积极预防和控制感染，及时纠正代谢性酸中毒，禁止输入库存血等。

②监测血清电解质的变化，如发现异常及时通知医生处理。

③限制钠盐。

④密切观察有无低钙血症的征象，如手指麻木、易激惹、腱反射亢进、抽搐等，如发生低钙血症，可摄入含钙量较高的食物如牛奶，还可遵医嘱使用活性维生素 D 及钙剂等。

3.对症护理

对于有恶心、呕吐的病人，可遵医嘱用止吐药，待其舒适时再给予适量食物，并做好口腔护理，增进食欲。不能由口进食者可用鼻饲或静脉补充营养物质。

4.心理护理

本病患者多因病情进展迅速，而出现难以接受、恐惧的心情，医务人员应及时向患者解释疾病治疗、护理及预后情况，同情、体贴、关心病人，帮助病人树立战胜疾病的信心。

二、慢性肾衰竭病人的护理

慢性肾衰竭，简称肾衰，是常见的临床综合征。它发生在各种慢性肾脏疾病（包括原发性和继发性）的基础上，缓慢出现肾功能进行性减退，最终以代谢产物潴留，水、电解质和酸碱平衡紊乱为主要表现的一组临床综合征。据统计，每 1 万人口中，每年约有 1 人发生慢性肾衰竭。慢性肾衰竭根据其肾损害程度分 4 期。

1.肾功能不全代偿期

GFR（肾小球滤过率）减少 25%～50%，内生肌酐清除率（Cer）70～50 mL/min，血肌酐（Scr）133～177 μmol/L，血尿素氮（BUN）正常，常无明显症状。

2.肾功能不全失代偿期

GFR 减少 50%～70%，Cer50～25 mL/min，Ser186～442 μmo/L，BUN＞7.1 mmol/L。肾功能不足以维持内环境稳定，病人有夜尿多、乏力、食欲减退、体重下降和轻、中度贫血。

3.肾衰竭期

GFR 减少 70%～90%、Ccr25～10 mL/min，Scr451～707 μmol/L，BUN17.9～28.6 mmol/L。肾功能不全的症状进一步加重，并有少尿、等渗尿，血磷升高，血钙、血钠、血钾可降低，常有代谢性酸中毒。

4.尿毒症期

肾单位＜10%，Cer＜10 mL/min，Scr＞707 μmol/L，BUN＞28.6 mmol/L。病人常有严重的代谢性酸中毒和水、电解质紊乱，恶心呕吐，重度贫血，心包炎等全身各系统受累表现，其中神经、精神症状特别突出，可出现烦躁不安谵妄、抽搐、昏迷等。

(一)常见护理诊断与医护合作性问题

1.营养失调：低于机体需要量

与长期限制蛋白质摄入、消化吸收功能紊乱等因素有关。

2.有皮肤完整性受损的危险

与体液过多致皮肤水肿、瘙痒、凝血机制异常、机体抵抗力下降有关。

3.活动无耐力

与心血管并发症，贫血，水、电解质和酸碱平衡紊乱有关。

4.有感染的危险

与机体免疫功能低下、白细胞功能异常、透析等有关。

5.潜在并发症

上消化道大量出血、心力衰竭、肾性骨病、尿毒症肺炎等。

(二)护理措施

1.一般护理

(1)饮食护理：应限制蛋白质的摄入量，减轻尿毒症症状，还有利于降低血磷和减轻酸中毒。

给予足量的碳水化合物和脂肪，以减少体内蛋白的分解。饮食治疗还能在维持营养、增强机体抵抗力、减缓病情发展、延长生命等方面发挥其独特的作用。

①蛋白质：应根据病人的 GFR 来调整蛋白质的摄入量。当 GFR＜50 mL/min 时，应限制蛋白质的摄入，且饮食中 50%以上的蛋白质是富含必需氨基酸的蛋白，如鸡蛋、牛奶、瘦肉等，一般认为摄入 0.6～0.8 g/(kg·d)的蛋白质可维持病人的氮平衡。当内生肌酐清除率＜5 mL/min 时，蛋白质摄入量不应超过 20 g/d 或 0.3 g/(kg·d)，此时需经静脉补充必需氨基酸；当内生肌酐清除率为 5～10 mL/min 时，蛋白质摄入量为 25 g/d 或 0.48/(kg·d)；内生肌酐清除率为 10～20 mL/min 者则为 35 g/d 或 0.6 g/(kg·d)；内生肌酐清除率＞20 mL/min 者可给予 40 g/d 或 0.7 g/(kg·d)的优质蛋白。尽量少食植物蛋白，如花生、豆类及其制品，因其含非必需氨基酸多，米、面中所含

的植物蛋白也要设法去除，如可部分采用麦淀粉作主食。

②热量的供给：供给病人足够的热量，以减少体内蛋白质的消耗。每天供应的热量为 126 kJ/kg（30 kcal/kg），并主要由碳水化合物和脂肪供给。为摄入足够的热量，可给予较多的植物油和糖。同时应注意供给富含维生素 C 和 B 族维生素的食物。对已开始透析的病人，应改为透析饮食。

③增强病人食欲：采取措施改善病人的食欲，在病情允许的情况下满足病人对食物种类的要求，还可适当增加活动量，提供整洁、舒适的进食环境，进食前休息片刻，少量多餐。慢性肾衰竭病人胃肠道症状较明显，口中常有尿味，应加强口腔护理。

④必需氨基酸疗法的护理：必需氨基酸有口服制剂和静脉滴注剂，成人用量为 0.1～0.2 g/kg，能口服者以口服为宜。静脉输入必需氨基酸时应注意输液速度。若有恶心、呕吐应给予止吐药，同时减慢输液速度。切勿在氨基酸内加入其他药物，以免引起不良反应。

（2）皮肤护理：避免皮肤过于干燥，应以温和的肥皂和沐浴液进行皮肤清洁，洗后涂上润肤剂，以避免皮肤瘙痒。指导病人修剪指甲，以防皮肤瘙痒时抓破皮肤，造成感染。必要时，按医嘱给予抗组胺药和止痒药，如炉甘石洗剂等。如病人有水肿，应指导病人抬高水肿部位，且每 2 小时改变体位 1 次。具体护理措施参见本章第二节下"肾性水肿"的小节。

（3）休息与活动：慢性肾衰竭病人应卧床休息，避免过度劳累。休息与活动的量视病情而定：①病情较重或心力衰竭者，应绝对卧床休息，并提供安静的休息环境，协助病人做好各项生活护理；②能起床活动的病人，则应鼓励其适当活动，如室内散步、在力所能及的情况下自理生活等，但应避免劳累和受凉。活动时要有人陪伴，以不出现心慌、气喘、疲乏为宜。一旦有不适症状，应暂停活动，卧床休息；③贫血严重者应卧床休息，并告诉病人坐起、下床时动作宜缓慢，以免发生头晕，有出血倾向者活动时应注意安全，避免皮肤黏膜受损；④对长期卧床病人，应指导或帮助其进行适当的床上活动，如屈伸肢体、按摩四肢肌肉等，指导其家属定时为病人进行被动的肢体活动，避免发生静脉血栓或肌肉萎缩。

2.病情观察

(1)监测感染征象：注意病人有无体温升高、寒战、疲乏无力、食欲缺乏、咳嗽、咳脓性痰、尿路刺激征、白细胞计数增高等。准确留取各种标本如痰液、尿液、血液等送检。

(2)密切观察有无水、电解质平衡紊乱的发生。

3.预防感染

采取切实可行的措施，预防感染的发生。具体措施如下：①各项检查治疗严格无菌操作，避免不必要检查，特别注意有无留置静脉导管和留置尿管等部位的感染；②有条件时将病人安置在单人房间，病室定期通风并作空气消毒；③加强生活护理，尤其是口腔及会阴部皮肤的卫生，卧床病人应定期翻身，指导有效咳痰；④教导病人尽量避免去公共场所；⑤接受血液透析的病人，其乙型和丙型肝炎的发生率明显高于正常人群，故应进行乙肝疫苗的接种，并尽量减少输注血液制品。

4.用药护理

遵医嘱合理使用对肾无毒性或毒性低的抗菌药物，并观察药物的疗效和不良反应。发现异常及时通知医生做好处理。

5.心理护理

慢性肾衰竭病人因病情迁延难治，症状日益加重，大部分存在抑郁和悲观心理，对治疗失去信心，护士应用通俗易懂的语言向病人和家属耐心解释病情和治疗措施，一方面鼓励病人正确对待疾病，积极参与治疗和护理，另一方面鼓励家属给病人感情支持，使病人保持情绪稳定，增强战胜疾病的信心。

第六章　血液系统疾病病人的护理

血液系统由血液和造血器官组成。血液系统疾病系指原发(如白血病)或主要累及血液(如缺铁性贫血)和造血器官的疾病,亦称血液病。血液病的病种较多,大致分为红细胞疾病、白细胞疾病、出血性疾病以及其他。其共同特点多表现为骨髓、肝、脾、淋巴结等器官的病理损害,外周血细胞成分质和量的改变以及出、凝血机制的障碍。随着基础医学的迅速发展,血液病的诊疗技术、专科护理技术亦得到很大的发展。

第一节　血液系统疾病一般护理常规

在执行内科一般护理常规的基础上,增加适合血液系统疾病规范的护理内容,包括一般护理和常见临床症状——贫血、感染发热、出血等的特别护理。

一、休息与活动

病情轻或缓解期病人酌情可进行适当的活动,但不可过于疲劳,注意其活动中体力的变化,必要时给予扶助;重症病人要求绝对卧床休息;保护性隔离病人应限制活动,范围在隔离病室中,不能外出。卧床病人体位按医嘱。

二、饮食

饮食按医嘱。其原则为营养丰富、易消化、合口味。饮食的种类根据病种及病情程度选择。重视和掌握病人饮食情况，鼓励病人尽量保证足够的饮食量，发现病人入量不足时应及时报告负责医师。血液病人的饮食注意忌生、冷、硬、油腻、刺激性的食物。

三、环境

病室环境保持清洁，空气新鲜，注意保暖。粒细胞减少的病人，应住单人隔离室，严格执行消毒隔离制度，限制探视。

四、个人卫生

及时换内衣裤及床单，保持皮肤清洁干燥，长期卧床者应按时翻身。

五、病情观察

随时密切观察病情变化，除生命体征的监测外，注意病人有无贫血、出血、发热、寒战等症状。对于病人出现的不适症状应予以重视，及时报告医师并做好病情观察的交接班。病区必须常备完好齐全的急救物资及药品，对于严重病情变化的病人，及时协助医师进行抢救处置。

六、安全防护

(1)病区地面应防滑，走廊、厕所墙壁应安装扶手，带轮子的病床应有固定装置，使用期间固定牢靠。

(2)贫血严重的病人改变体位，如坐下或起立时要缓慢，应由人扶持协助，防止突然体位改变而发生晕厥与摔伤。

(3)感觉障碍、神志不清的病人，床位应加床挡，躁动不安者可加用约束带，以防坠床摔伤，床边桌不要放置暖水瓶，防止被打翻而烫伤。

七、做好口腔护理

有出血倾向的病人，应用生理盐水漱口；有溃疡时可涂冰硼散。

八、医嘱实施

按医嘱准备并协助医生做好各种治疗，同时留取标本送检。

九、化疗病人

实施化疗的病人，应注意观察疗效及反应。鼓励病人多饮水，加强利尿以促进尿酸排泄。

十、心理护理

对病人做到关心、爱护和体贴，时时给予病人及其家属心理支持，消除各种不良心态，引导其与医护合作，积极配合治疗和合理休养。对于恶性疾病，难治性疾病者注意运用保护性医疗制度减轻病人心理负担，消除可能产生的心理危机，随时警惕情绪的细微异常变化，并采取防范自残自杀的有效措施。在不影响病情和治疗秩序的情况下，尽量安排病危终期病人接受探视。对于保护性隔离治疗期间的病人可用对讲机与亲友交谈，以满足病人及其家属的心理需求。安排轻症病人定时会客，看电视、听广播、读书报或进行手工小制作，以充实疗养生活。

十一、卫生宣教

进行卫生宣教，帮助病人制定预防复发的措施及出院后的注意事项。

第二节 血液系统疾病常见症状和体征的护理

一、贫血

贫血(anemia)是指外周血液中单位容积内血红蛋白浓度(Hb)、红细胞计数(RBC)和(或)血细胞比容(HCT)低于相同年龄、性别和地区的正常标准。一般认为在平原地区，成年男性 Hb<120 g/L，RBC<4.5×10^{12}/L 和(或)HCT<0.42；女性 Hb<110 g/L，RBC<4.0×10^{12}/L 和(或)HCT<0.37 就可诊断为贫血。贫血是不同原因或疾病引起的一种症状或病理状态，而不是一种独立的疾病。基于不同的临床特点，贫血有不同的分类。如按贫血进展速度分急、慢性贫血；按红细胞形态分大细胞性贫血、正常细胞性贫血和小细胞低色素性贫血；按血红蛋白浓度分轻度、中度、重度和极重度贫血；按贫血的病因和发病机制分为红细胞生成减少、红细胞破坏过多、失血。但依据病因和(或)发病机制的分类更能反映贫血的病理本质。

(一)临床表现

贫血病人由于血液的携氧能力减低，可造成全身组织缺氧。贫血症状的有无或轻重，取决于贫血的程度、贫血发生的速度、循环血量有无改变、病人的年龄以及心血管系统的代偿能力等。贫血发生缓慢，机体能逐渐适应，即使贫血较重，尚可维持生理功能；反之，如短期内发生贫血，即使贫血程度不重，也可出现明显症状。年老体弱或心、肺功能减退者，症状较明显。

贫血的一般症状、体征如下。

1.软弱无力

贫血病人易出现疲乏、困倦，是因肌肉缺氧所致，为最常见和最早出现的症状。

115

2.皮肤、黏膜苍白

皮肤黏膜苍白是贫血共同和突出的体征。皮肤、黏膜、结膜以及皮肤的颜色受其毛细血管的分布和舒缩状态等因素的影响。一般认为睑结膜、手掌大小鱼际及甲床的颜色比较可靠。

3.心血管系统

心悸为最突出的症状之一。有心动过速，在心尖或肺动脉瓣区可听到柔和的收缩期杂音，称为贫血性杂音(hemic murmur)。严重贫血可听到舒张期杂音，可引起心绞痛、心脏扩大、心力衰竭。

4.呼吸系统

可出现气急或呼吸困难，大多是由于呼吸中枢低氧或高碳酸血症所致。

5.中枢神经系统

头晕、头痛、耳鸣、眼花、注意力不集中、嗜睡等均为常见症状。晕厥甚至神志模糊可出现于贫血严重或发生急骤者，特别是老年病人。

6.消化系统

食欲减退、腹部胀气、恶心、便秘等为最多见的症状。

7.生殖系统

妇女病人中常有月经失调，如闭经或月经过多。在男女两性中性欲减退均多见。

8.泌尿系统

贫血严重者可有轻度蛋白尿及尿浓缩功能减低。

9.其他

贫血严重时由于体表循环不良而致皮肤散热能力减退，可有低热。

(二)护理措施

1.一般护理

(1)休息与活动：应根据病人贫血的程度及发生速度制订合理的休息与活动计划。活动量以不感到疲劳、不加重症状为度，待病情好转逐渐增加活动量。教会病人在活动期间和活动中自测脉搏，当脉搏≥100次/分，应停止活动。重度贫血者应卧床休息，同时抬高床头。保持房间温暖，需要时增加盖被，以防因寒冷引起血管收缩，加重缺氧。协助做好生活护理，协助重度贫血病人完成沐浴、翻身、进食及其他日常活动，病人起床和如厕时改变体位宜缓慢，要扶墙起立，避免登高，防止晕倒摔伤。

(2)饮食护理：贫血病人应给予高蛋白、高热量、高维生素、易消化饮食。针对贫血种类的不同，指导病人合理膳食，如缺铁性贫血病人应食富含铁质的食物，如动物肝、瘦肉、蛋黄、鱼、豆类、紫菜、海带及香菇、木耳等；巨幼细胞性贫血，应补充叶酸及维生素 B_{12}，新鲜绿色蔬菜、水果、瓜、豆类、肉类及动物肝肾中均含有丰富的叶酸。肉类和动物肝、肾、心等，以及内脏和禽蛋、乳等含有丰富的维生素 B_{12}。有些溶血性贫血病人忌食某些酸性食物和药物，如维生素 C、阿司匹林、苯巴比妥、磺胺类药等，以减少血红蛋白尿的发生；血液系统肿瘤病人化疗后食欲极度下降，宜给予流质、低脂、易消化的饮食，并多饮水。

2.病情观察

对急性贫血以及重度贫血病人要密切观察心率、脉搏、血压及呼吸改变。重度贫血病人常并发贫血性心脏病，在输液过程中注意控制输液的速度和量，以免发生左心功能不全。对于老年病人更应谨慎。在输液、输血时应加强巡视，并告诫病人，一旦出现不适应立即报告。

3.心理护理

针对贫血的不同原因、临床特点、疗效、预后做好必要的疏导和解释工作。及时发现病人的需要，热情主动地介绍病室环境及医务人员，讲明各种诊疗目的、意义、方法，药物治疗的作用与用法，介绍新的治疗方法与技术，鼓励病人正视疾病，以减轻病人的心理负担，使病人乐于配合治疗及护理。

二、出血倾向

出血倾向是指机体自发性多部位出血和(或)血管损伤后出血不止。出血部位可遍及全身，以皮肤、鼻腔、牙龈和眼底出血多见。此外，关节腔、内脏出血如便血、呕血、血尿、阴道出血等也较常见。严重者可发生颅内出血而危及生命。引起出血的常见病因与发病机制有：①血管壁异常，如遗传性出血性毛细血管扩张症、过敏性紫癜及某些感染性疾病等；②血小板异常，如特发性血小板减少性紫癜、再生障碍性贫血、白血病、脾功能亢进、血小板无力症等；③凝血异常，如血友病、肝病致凝血因子缺乏、尿毒症性凝血异常、弥散性血管内凝血(DIC)等。

（一）护理目标

(1)病人不发生出血或出血时能被及时发现并得到处理。

(2)自诉恐惧感减轻或消失。

（二）护理措施

1.一般护理

(1)休息与活动：轻度出血者可适当活动，但应避免剧烈的或易致损伤的活动及工作，防止外伤，以减少出血的危险。血小板低于 $50×10^9/L$ 时应减少活动，急性出血应卧床休息，大出血及血小板低于 $20×10^9/L$ 的病人应绝对卧床休息。

(2)饮食：提供营养丰富、易消化、富含维生素 C 及维生素 D 的食物，鼓励病人多食水果、蔬菜，禁酒，忌食生硬、粗糙、刺激性食物。过敏性紫癜者应避免可能发生过敏的食物，如鸡蛋、牛奶、鱼、虾、蟹及其他海产品等。

2.病情观察

严密观察出血部位、出血量及出血范围，特别应注意有无内脏出血及颅内出血的征象，如呕血、便血、咯血、血尿、血压下降、脉搏增快、头痛、头晕、视力减退、神志不清、口腔黏膜血泡等表现。监测心率、血压、意识状态等。

3.对症护理

(1)皮肤出血的护理：保持皮肤清洁，床单平整，衣着宽松。定期检查出血部位，定时擦洗，擦洗时需用刺激性小的肥皂，擦洗动作要轻柔，以防皮肤出血。病人指甲剪短，避免搔抓皮肤；避免皮肤受摩擦、挤压及外伤；尽量减少注射用药，必须用时，尽可能选用小针头，注射后用消毒棉球压迫止血 3~5 分钟，在静脉穿刺时，扎止血带要松紧适宜，防止结扎过紧导致皮下出血。

(2)鼻出血的护理：少量鼻腔出血者，可用干棉球或 1∶1000 肾上腺素棉球填塞鼻腔压迫止血或局部冷敷；如出血不止，尤其是后鼻腔出血可用凡士林油纱条做后鼻孔填塞术，术后定时用无菌液状石蜡滴入，以保持黏膜湿润，术后 3 天可轻轻取出油纱条，若仍有出血，需要更换油纱条再填塞，嘱病人不要用手指挖鼻腔或剥去鼻腔内的血痂，可用液状石蜡滴鼻，防止黏膜干裂出血。

(3)口腔、牙龈出血的护理：保持口腔卫生，定时用氯己定(洗必泰)、苏打液或生理盐水漱口。牙龈渗血时，可用肾上腺素棉球或吸收性明胶海绵片敷牙龈，也可局部涂搽三七粉、云南白药。口腔内有陈旧血块，易引起口臭，可用棉签蘸水擦洗漱口去除，用 1%过氧化氢液体去除血块效果更佳，鼓励病人进餐前后用该液体漱口。不要用牙签剔牙，要求病人用软毛牙刷刷牙，并可用棉签蘸漱口液擦洗牙齿。

(4)颅内出血的护理：颅内出血是血液病病人死亡的主要原因之一，要严密观察并记录病人的意识状态.瞳孔和生命体征的变化；嘱病人卧床休息，保持大便通畅，防止排便用力过猛而诱发颅内出血。

(5)眼底出血的护理：一旦发现眼底出血，病人会突然诉说视物模糊，并出现情绪急躁紧张，此时应让病人卧床休息，嘱病人不要揉眼睛，并向病人解释此症状是眼底出血的结果，过几天会逐渐好转。

4.用药护理

熟悉常用止血药的剂型剂量、使用注意事项及不良反应，避免使用扩张血管及抑制血小板聚集的药物，以免加重出血。输血及血液制品时要认真核对，输注后观察有无输血反应、过敏反应。

5.心理护理

鼓励病人表达自己的感受，对病人的恐惧表示理解；尽快清除血迹及血腥味，保持病室清洁、整齐安静，消除不良刺激，增加舒适感，减轻恐惧感。护理大出血病人时，护理人员应守护在床旁，安慰病人，耐心细致地解答病人提出的各种问题，且谈话速度要慢，语调要平静，态度要和蔼。进行各项护理操作时，要沉着冷静、敏捷准确，以增加病人的安全感和信任感，同时向病人说明休息和安静有利于止血。

三、继发感染

血液病病人由于正常白细胞数量减少和质量异常，以及营养不良、贫血、化疗等因素的影响，使机体免疫力降低而易继发感染。引起继发感染的常见病因有：①各种原因引起的粒细胞减少或缺乏；②粒细胞成熟障碍，如各类白血病；③血液病人食欲差、摄入少，引起营养不良导致机体抵抗力下降。感染部位多见于口腔黏膜、咽及扁桃体、肺部、泌尿道以及肛周皮肤，严重时可发生败血症。发热是继发感染最常见的症状。继发感染是血液病病人最常见的死亡原因之一。

（一）护理目标

病人无感染发生或感染能被及时发现和处理；病人体温恢复正常；病人能描述引起感染的各种危险因素，并能有效预防感染。

（二）护理措施

1.一般护理

（1）饮食：给予高蛋白、高热量、高维生素易消化的饮食，以补充机体的热量消耗，维持病人最佳的健康状况，提高机体的抵抗力。注意饮食卫生，忌食生冷及不洁食物。

（2）环境：保持病室清洁和空气新鲜，定期除尘，定时开窗通风，用紫外线每周消毒 2～3 次，限制探视，防止交叉感染；对粒细胞数低于 0.5×10^9/L 者，应予以保护性隔离。

2.病情观察

监测体温变化及热型，注意发热前有无寒战；观察咽峡、扁桃体周围、呼吸道、皮肤、泌尿道、肛门周围有无感染灶；对长期使用抗生素的病人应注意口腔黏膜有无溃疡，有无白斑，以早期发现真菌感染；经常了解化验结果中的粒细胞变化，同时注意心率、呼吸、脉搏、血压的变化。

3.对症护理

护士主动向病人及家属讲解血液病病人易发生感染的原因，指导预防感染的方法。教会病人自测体温、脉搏，并让其了解体温正常值、异常值及其意义。向病人讲明限制陪伴探视的目的，告诫病人避免到人多拥挤、空气流通较差的地方，避免与患有感染性疾病的人接触，强调个人卫生的重要性，并指导病人实施。

(1)预防皮肤感染：保持皮肤清洁卫生，定期洗澡更衣；肌内、静脉注射时，局部要严格消毒；年老体弱久卧床者，应注意预防压疮。

(2)预防口腔感染：进餐前后、睡前晨起用生理盐水或朵贝尔溶液漱口，每天口腔护理4次，每次含漱30秒钟，以保证使口腔各部位得到机械性冲洗，每次呕吐或吐痰后均按以上要求漱口；口腔黏膜有溃疡时，可增加漱口次数，并于饭后、睡前涂搽冰硼散或锡类散；合并真菌感染时，用2.5%制霉菌素液含漱或局部用克霉唑甘油(克霉唑研成粉与甘油调匀)涂搽。不可用牙签剔牙。若出现口腔黏膜改变时，增加漱口及口腔护理次数。

(3)预防肛周和肠道感染：睡前、便后用1：5000高锰酸钾溶液坐浴，每次15分钟以上，以防肛周皮肤感染；保持大便通畅，便后洗净肛门周围皮肤；女性病人尤其应注意会阴部清洁，每天清洁会阴部2次，经期应增加清洗次数。有痔、肛裂或肛周感染者，给予局部湿热药敷，发现肛周脓肿应通知医师及时处理。指导病人餐前、便后洗手，注意饮食卫生，禁食生、冷食物，以预防肠道感染。

4.用药护理

遵医嘱及时、准确使用抗生素。抗生素要现配现用，以保持药物有效浓度和疗效。对长期使用抗生素的病人，应注意观察有无二重感染征象。进行各项治疗及护理操作时，严格执行无菌操作原则，避免各种导管及注射途径的感染。

5.心理护理

鼓励病人表达自己的感受，对病人的担忧表示理解，安慰病人，耐心细致地解答病人提出的各种问题。

第三节　缺铁性贫血病人的护理

缺铁性贫血(iron deficiency anemia)是体内用来制造血红蛋白的储存铁缺乏，使血红素合成减少而引起的一种小细胞低色素性贫血。缺铁性贫血是世界上最常见的贫血，在育龄妇女和婴幼儿中的发病率很高。

一、铁代谢

(一)铁的分布

正常成年男性体内铁的总量为 50～55 mg/kg，女性为 35～40 mg/kg，体内铁 67%为血红蛋白铁，29%以铁蛋白或含铁血黄素形式储存于肝、脾、骨髓等单核-吞噬系统中，称储存铁，约 4%为组织铁，存在于肌红蛋白、细胞内多种酶中。

(二)铁的来源和吸收

铁主要来源于食物，含铁量较丰富的食物有肉类、动物的肝血、豆类、海带、紫菜、木耳等。奶类含铁量最低。正常人从食物中吸收铁 1～1.5 mg/d，孕妇、哺乳期妇女为 2～4 mg/d，动物食品铁吸收率较高(可达 20%)，植物食品铁吸收率低(占摄取量的 1%～7%)。主要吸收部位在十二指肠及空肠上段。影响吸收的因素有食物铁状态、胃肠功能、体内铁储存量、骨髓造血状态及某些药物等。

(三)铁的储存和排泄

多余的铁主要以铁蛋白和含铁血黄素形式储存在肝、脾、骨髓、肠黏膜中，当体内需铁量增加时可动用。正常人铁排泄不超过 1 mg/d，主要由胆汁或粪便排泄；育龄妇女主要通过月经、妊娠、哺乳而丢失。

二、临床表现

缺铁性贫血的临床症状是由贫血、组织缺铁及发生缺铁的基础疾病所组成。贫血的发生较为缓慢，病人常能较好地适应，早期没有症状或症状很轻。

1.贫血表现

常见症状有面色苍白、乏力、头晕、心悸、气急、耳鸣等。

2.组织缺铁表现

病人可有神经、精神系统异常，如易激动、烦躁、头痛、易动，儿童、青少年发育迟缓，体力下降、智力低下。少数病人有异食癖，喜吃生米、泥土、石子、茶叶等。可有口角炎、舌炎、舌乳头萎缩，严重者引起吞咽困难，或咽下梗阻感等黏膜损害的表现；皮肤干燥、角化、萎缩、无光泽、毛发干枯易脱落，指(趾)甲扁平、不光整、脆薄易裂，甚至反甲(勺状甲)。

3.缺铁原发病的表现

如消化性溃疡、肿瘤或痔导致的黑粪、血便或腹部不适，肠道寄生虫感染导致的腹痛或大便性状改变，妇女月经过多，肿瘤性疾病的消瘦，血管内溶血的血红蛋白尿等。

三、护理措施

(一)一般护理

1.休息与活动

根据病人贫血的程度及发生速度制订合理的休息与活动计划，活动量以不感到疲劳、不加重症状为度。

2.饮食

向病人及家属说明进食高蛋白、高维生素、高热量、含铁丰富易消化饮食的必要性，强调均衡饮食以及适宜的进食方法的重要性。指导病人改变饮食习惯，不偏食、不挑食。进食含铁丰富的食品是预防和辅助治疗缺铁性贫血的重要措施，合理的饮食和饮食搭配，可增加铁的吸收。口腔炎或舌炎影响食欲者，要避免进食过热或过辣的刺激性食物。

（二）病情观察

观察病人的面色、皮肤和黏膜状况，定期监测血象、血清铁蛋白等生化指标，判断药物的疗效。

（三）用药护理

1.口服铁剂的护理

①口服铁剂会刺激胃肠道，可引起恶心、呕吐及胃部不适，餐后服用可减少反应，避免空腹服药，如不能耐受可小剂量开始。

②谷类、乳类（尤其是牛奶）、茶和咖啡均可影响铁的吸收，应避免与之同时服用。亦应避免同时服用抗酸药及 H_2 受体拮抗剂，因其可抑制铁的吸收。鱼、肉类、维生素 C 可加强铁剂吸收。

③口服液体铁剂时须使用吸管，将药液吸至舌根部咽下，再喝温开水并漱口，避免牙龈舌质染黑。

④服铁剂期间，粪便会变成黑色，应告知病人以消除顾虑。

⑤铁剂治疗 1 周后血红蛋白开始上升，网织红细胞数增加可作为有效的指标，8～10 周血红蛋白达正常之后，病人仍需继续服用铁剂 1 个月，6 个月时再服药 3～4 周，以补足体内储存铁。

2.注射铁剂的护理

①铁剂注射宜深，药液的溢出可引起皮肤染色，故要避开皮肤暴露部位。要经常更换注射部位以促进吸收，避免硬结形成。

②抽取药液入空针后，更换另一空针头注射，可避免附着在针头的铁剂，使组织着色。

③可采用"Z"型注射法或空气注射法，以免药液溢出。

④注射铁剂不良反应除局部肿痛外，尚可发生面部潮红、恶心、头痛、肌肉关节痛、淋巴结炎及荨麻疹等过敏反应，严重者可发生过敏性休克，注射时备好肾上腺素，以便出现严重反应时紧急抢救。部分病人用药后可出现尿频、尿急，应嘱其多饮水。

（四）心理护理

应帮助病人及家属掌握本病的相关知识，解释缺铁性贫血是完全可以治愈的，且痊愈后对身体无不良影响。讲明缺铁性贫血可能出现的一些神经精神系统症状，说明这些症状是暂时的，在积极治疗消除病因后，这些症状会很快消失，以解除病人的心理障碍，使其精神得到安慰。

第四节　再生障碍性贫血病人的护理

再生障碍性贫血（aplastic anemia，AA，简称再障）是一组由于化学、物理、生物因素及不明原因引起的骨髓造血功能衰竭，以造血干细胞损伤、外周血全血细胞减少为特征的疾病。临床上常表现为较严重的贫血、出血和感染。在我国再障发病率为 0.74/10 万人口，可发生于各年龄段，老年人发病率较高，男、女发病率无明显差异。

一、临床表现

再生障碍性贫血主要表现为进行性贫血、出血及感染。根据症状发生的缓急、贫血的严重程度，通常分为重型再障（SAA）和非重型再障（NSAA），两者的区别见表6-1。

表6-1　重型、非重型再障的区别

	重型再障（SAA）	非重型再障（NSAA）
起病	急，进展快	缓，病程长
出血	严重，常发生在内脏	轻，以皮肤、黏膜多见
感染	严重，常发生内脏感染，常合并败血症	轻，以上呼吸道感染为主
中性粒细胞	$<0.5\times10^9/L$	$>0.5\times10^9/L$

续表

血小板	$<20\times10^9/L$	$>20\times10^9/L$
网织红细胞绝对值	$<15\times10^9/L$	$>15\times10^9/L$
骨髓	多部位增生极度减少	增生减低或活跃,常有增生灶
预后	不良,多于6~12个月内死亡	较好,可存活多年

二、护理措施

(一)一般护理

指导病人选择高热量、高蛋白、高维生素、易消化、柔软、无刺激性的食物。进食前后保持良好的口腔卫生。重型再障病人需卧床休息,非重型再障轻中度贫血者适当休息。

(二)病情观察

注意病人的生命体征变化,有无体温升高、脉搏增快、呼吸频率和节律改变、血压下降以及视力变化等。对主诉头痛、视力减退的病人应注意检查瞳孔变化。注意皮肤黏膜有无出血点、瘀点、瘀斑,凡迅速发展的紫癜、严重口腔或视网膜出血、血尿或血小板低于$10\times10^9/L$而同时感染者,应注意合并颅内出血的危险。

(三)对症护理

贫血、出血、感染的护理见本章第二节。

(四)用药护理

1.免疫抑制药

①应用ATG和ALG治疗前须做过敏试验,静脉滴注ATG不宜过快,治疗过程可出现超敏反应、血小板减少和血清病(猩红热样皮疹、关节痛、发热)等,应密切观察;②用环孢素时应定期检查肝、肾功能,观察有无牙龈增生

及消化道反应；③应用糖皮质激素时应密切观察有无诱发或加重感染，有无血压上升，有无上腹痛及黑粪等。

2.雄激素

①本类药物常见不良反应有男性化作用，如痤疮、毛发增多，女病人停经或男性化等，用药前应向病人说明以消除疑虑。②丙酸睾酮为油剂，不易吸收，注射部位常可形成硬块，甚至发生无菌性坏死，故需深部缓慢分层肌内注射，并注意轮换注射部位，经常检查局部有无硬结，发现硬结及时理疗，以促进吸收，防止感染。③口服司坦唑醇、达那唑等易引起肝损害和药物性肝内胆汁淤积，治疗过程中应注意有无黄疸，并定期检查肝功能。

3.造血细胞因子

本类药物用药前应做过敏试验，用药期间宜定期检查血象。G-CSF 皮下注射，病人偶有皮疹、低热、氨基转移酶升高、消化道不适、骨痛等不良反应，一般在停药后消失。GM-CSF 用药后注意观察有无发热、骨痛、肌痛、胸膜渗液、静脉炎、腹泻、乏力等。EPO 可静脉注射或皮下注射。用药期间应监测血压，若发现血压升高报告医师处理。偶可诱发脑血管意外或癫痫发作，应密切观察。

(五)心理护理

向病人及家属讲解有关药物方面的知识，说明免疫抑制药、雄激素类药是治疗再障较有效的药物。但效果出现较慢，需要 3～6 个月才见效。帮助病人认识不良心理状态对身体康复不利，在病情允许的情况下，鼓励病人进行自我护理。同时鼓励病人要与亲人、病友多交谈，争取家庭、亲友等社会支持系统的帮助，给病人以足够的关心、鼓励和照顾，帮助其克服焦虑、悲哀、恐惧情绪，增强康复的信心，积极配合治疗。

第五节　白血病病人的护理

一、概述

白血病(leukemia)是一类造血干细胞的克隆性恶性疾病。其克隆的白血病细胞失去进一步分化成熟的能力而停滞在细胞发育的不同阶段。白血病细胞在骨髓和其他造血组织中弥漫性恶性增生，并浸润破坏机体器官和组织，导致正常造血受抑制，临床以贫血、出血、发热、白血病细胞浸润为主要表现。我国白血病患病率为 2.76/10 万。在恶性肿瘤死亡率中，白血病居第 6 位(男性)和第 8 位(女性)，在儿童及 35 岁以下成人中则居第 1 位。

(一)分类

1.根据白血病细胞成熟程度和白血病自然病程分类

白血病可分为急性和慢性两大类。急性白血病起病急，骨髓及外周血中以原始细胞及早幼细胞为主，病情发展迅速，自然病程仅数个月；慢性白血病起病缓慢，骨髓及外周血中以中晚幼细胞为主，病情发展慢。

2.根据血象特点分类

可分为白细胞增多型和白细胞不增多型两大类。白细胞增多型，即外周血中白细胞增多，并有幼稚细胞；白细胞不增多型，即外周血中白细胞不增多或减少，血片中仅有少数幼稚白细胞。

3.按照细胞形态学分类

目前通用 FAB(French-American-British classification，FAB classification)分类法,将急性白血病分为急性淋巴细胞性白血病和急性非淋巴细胞性白血病。

(二)病因及发病机制

人类白血病的病因与发病机制至今仍未完全清楚。已知病因有病毒、电离辐射、化学物质、遗传因素及免疫功能异常等。目前认为白血病病因是以上各种因素相互作用的结果。

二、急性白血病

(一)临床表现

起病急缓不一，多数起病急骤。急骤起病者可以突然高热或有明显的出血倾向。起病缓慢者常为脸色苍白、皮肤紫癜、月经过多或拔牙后出血难止而就医才发现。主要表现如下。

1.贫血

可为首发表现，呈进行性发展。半数病人就诊时已有重度贫血。贫血的原因主要是骨髓生成减少，还与出血、溶血等有关。

2.出血

多数病人在病程中均有不同程度的出血，以皮肤淤点、瘀斑，牙龈出血，鼻出血为常见。严重者可有内脏出血，如便血、尿血、咯血。出血最主要的原因是血小板生成减少，其他如白血病细胞对血管壁的浸润和感染毒素对血管的损伤也可能是引起出血的因素。

3.发热

是本病常见的症状。大多数发热由感染引起，其主要原因是成熟粒细胞生成减少和(或)缺乏。白血病本身可引起发热，但多为低热，若感染引起一般热度较高，常＞39℃，伴有发冷、寒战、出汗、心动过速等中毒症状。病原菌除一般化脓性细菌之外，由于粒细胞减少、免疫功能降低，平时不致病的细菌也可引起严重感染，如铜绿假单胞杆菌、大肠埃希菌、变形杆菌、表皮葡萄球菌等。此外，病毒、真菌以及原虫(如肺孢子虫)也可见。感染可发生在各个部位，以口腔炎、牙龈炎、咽峡炎最常见，可发生溃疡或坏死。肺部感染、肛周炎、肛旁脓肿亦常见，严重时可致败血症或菌血症。

4.器官和组织浸润的表现

(1)肝脾增大，淋巴结肿大：以急性淋巴细胞白血病较多见。肝脾为轻至中度增大，淋巴结肿大多位于颈、腋下、腹股沟等处，多无压痛。

(2)骨及关节表现：胸骨下端疼痛与压痛对白血病诊断有一定价值。急性粒细胞白血病还可在眼眶、肋骨及其他扁平骨的骨面形成肿瘤，称为粒细胞肉瘤(绿色瘤)。

(3)中枢神经系统白血病(CNS-L)：CNS-L可发生在各个时期，但常发生在缓解期。以急性淋巴细胞白血病最常见，儿童病人尤甚。临床上轻者表现头痛、头晕，重者有呕吐、颈项强直，甚至抽搐、昏迷。CNS-L常是白血病复发的原因。

(4)其他浸润体征：牙龈可因白血病细胞浸润而增生，多见于急性单核细胞或急性粒细胞-单核细胞白血病。皮肤浸润可出现丘疹或斑块。泪腺、唾液腺受浸润可出现无痛性肿大。男性睾丸受累可呈弥漫性肿大，成为白血病复发的原因之一。

(二)治疗要点

1.对症支持治疗

(1)防治感染：病人如出现发热，应及时查明感染部位及分离病原菌，并同时应用广谱抗生素。明确病原菌后，根据药敏试验选择有效抗生素。如足量抗生素治疗3~5天，体温不下降则应加用抗真菌药治疗。

(2)改善贫血：严重贫血可输全血或浓缩红细胞，然而积极争取白血病缓解是纠正贫血的最有效方法。

(3)控制出血：因血小板计数过低而出血，可输浓缩血小板，保持血小板$>30\times10^9$/L。如果出血系DIC所引起(如M3)，应给予适当的抗凝治疗。

(4)防治高尿酸血症肾病：由于白血病细胞大量破坏，尤其是在化疗时更甚，血清和尿中尿酸浓度增高，须注意预防高尿酸血症肾病(特别是高细胞性病人)。应鼓励病人多饮水，给予充分补液，保证足够尿量。在化疗过程中口服别嘌呤醇。

2.化学治疗

化学治疗(简称化疗)是白血病治疗的重要手段。急性白血病化疗可分为两个阶段，即诱导缓解和巩固强化维持治疗。

(1)诱导缓解：是指从化疗开始到完全缓解的阶段。目的是迅速大量杀伤白血病细胞，以恢复机体正常造血，使白血病症状、体征消失，血象和骨髓象基本正常，即达到完全缓解的标准。白血病的治疗，多采用联合化疗，可提高疗效及延长抗药性的发生。

目前急淋白血病首选长春新碱加泼尼松(VP)方案，但成人急性淋巴细胞白血病常需在 VP 方案上加门冬酰胺酸(VLP 方案)，或柔红霉素(VDP 方案)，或四种药物同时应用(VLDP 方案)，可使完全缓解率提高。急性非淋巴细胞白血病常用柔红霉素和阿糖胞苷(DA)方案，或高三尖杉酯和阿糖胞苷(HA)方案。

(2)巩固强化治疗：达到完全缓解后病人体内仍残存 10^8～10^9 个白血病细胞，疾病并未痊愈，缓解后应早期巩固强化治疗。巩固强化治疗一般于第一次取得完全缓解之后两周开始。化疗方案除诱导缓解时使用的原方案外，另选择 4 个新方案，其中包括两个大剂量强化方案穿插于其中，共进行 6 个疗程的巩固强化治疗，各方案宜轮换交替，每个疗程间隔 2～3 周。以后选用若干个不同化疗方案，序贯治疗，每个月 1 次，持续 3 年，第 4 年改为每 2 个月 1 次，第 5 年改为每 3 个月 1 次，5 年后停止治疗。

目前，国内发现全反式维 A 酸对白血病细胞有诱导分化作用，该药可使急性早幼粒白血病(M3 型)诱导缓解，缓解率达 85%，宜与其他药物联合治疗或交替维持治疗以免复发。此外，据报道临床试用含砷中药(或砷制剂)对 M3 型诱导完全缓解率可达 65%～98%。

3.中枢神经系统白血病的治疗

常为髓外白血病复发的根源，以急性淋巴细胞白血病尤为突出。预防通常在缓解后开始鞘内注射甲氨蝶呤每次 10 mg，每周 2 次，共 3 周。如中枢神经系统白血病的诊断已肯定，用甲氨蝶呤每次 10～15 mg，缓慢鞘内注射，每周 2 次，直至症状消失及脑脊液正常，然后改为每次 5～10 mg，每 6～8 周 1 次，随全身化疗结束而停用。为减轻不良反应，甲氨蝶呤鞘内注射时宜加地塞米松 5～10 mg。若甲氨蝶呤疗效欠佳，可改用阿糖胞苷 30～50 mg/m² 或安西他滨(环胞苷)25 mg/m² 鞘内注射，每周 2 次，同时可考虑颅部放射线照射和脊髓照射。

4.骨髓移植(BMT)

BMT 是从 20 世纪 70 年代兴起的一种新疗法，有可能成为根治白血病的方法之一。

三、慢性白血病

慢性白血病按细胞类型分为慢性粒细胞、慢性淋巴细胞、慢性单核细胞白血病三型，我国以慢性粒细胞白血病(简称慢粒)多见，慢性淋巴细胞白血病(简称慢淋)较少见，慢性单核细胞白血病罕见。男性多于女性。

(一)慢性粒细胞白血病

慢性粒细胞白血病(chronic myelocytic leukemia，CML)自然病程可分为慢性期、加速期和急变期，其临床特点是粒细胞呈恶性增生，脾明显增大，大多以急性变而死亡。各年龄均可发病，以 30～40 岁居多，男性稍多于女性。

1.临床表现

慢粒的整个病程可分为慢性期、加速期和急变期。

(1)慢性期：一般为 1～4 年，起病缓慢，早期可无任何症状，常因脾大或其他原因检查血象时偶被发现，一般病人很难明确起病时间。最早出现症状常是以乏力、低热、多汗盗汗、体重减轻等新陈代谢亢进为主要表现。

脾大为最突出体征，有时可达脐下，甚至抵达盆腔，质坚实，无压痛，如有脾梗死或脾周围炎，可发生剧烈疼痛，出现明显压痛，并有摩擦音。约半数病人肝大。部分病人有胸骨中下段压痛。还可出现白细胞瘀滞、门静脉高压、骨质破坏、嗜碱性粒细胞增多和高组胺血症等。

(2)加速期和急变期：主要表现为不明原因的发热、虚弱、骨及关节疼痛、贫血、出血加重；脾迅速增大。经过几个月到 1～2 年即进入急变期，出现与急性白血病相似的症状与体征。

2.治疗要点

(1)化学治疗

①白消安(马利兰)：为治疗慢性粒细胞白血病最常用的药物，使用方便，控制疾病较持久，但作用缓慢；不良反应有骨髓抑制、肺和骨髓纤维化、皮肤色素沉着等。

②羟基脲：为当前首选化疗药物。其与白消安相比，作用较快，但缓解时间短，无白消安之不良反应。

③靛玉红：本药不良反应有腹泻、腹痛、便血等症状，使用时要慎重。

（2）α-干扰素

α-干扰素可使病人血细胞 Ph 染色体减少或消失。其主要不良反应有发热、恶心、纳差、血小板减少及肝功能异常。

（3）脾切除和脾区照射

目前脾区放射偶用于伴有胀痛的巨脾以缓解症状。曾研究脾切除作为治疗方案之一，但脾切除后既对慢性期无作用，也不能阻止急性变，更不能延长生存期，故目前多已弃用。

（4）急性变的治疗

治疗急性白血病所有的方案，也可适用于治疗慢性粒细胞白血病急性变。

（二）慢性淋巴细胞白血病

慢性淋巴细胞白血病（chronic lymphocytic leukemia，CLL，简称慢淋）在我国及亚洲地区较少见，欧美各国较常见，病人多为老年。本病绝大多数为 B 细胞性，T 细胞性极少。起病很缓慢，常见血象已改变数月、数年才有症状而就诊。

1.临床表现

起病十分缓慢，早期往往无自觉症状。其主要表现有以下几种。

（1）淋巴结肿大：常是就诊首发症状，常见部位为颈部、腋下、腹股沟等处，淋巴结轻至中度肿大，中等硬度，无压痛，可移动。偶有纵隔淋巴结肿大，可产生压迫症状。腹膜后、肠系膜淋巴结肿大可引起腹部及泌尿系症状。脾轻至中度增大，肝可增大。

（2）全身症状：最早出现的症状常是疲乏、无力，稍晚可表现食欲减退、低热、消瘦、盗汗等。皮肤受累有皮肤结节，全身皮肤发红、麻疹、皮肤瘙痒等，带状疱疹较常见。晚期易发生贫血、出血、感染，尤其是呼吸道感染，这与正常免疫球蛋白减少及中性粒细胞缺乏有关。约有 10% 病人可发生自身免疫性溶血性贫血。

(3)临床分期：临床上常将慢淋分为三期(表 6-2)。

表 6-2　慢性淋巴细胞白血病临床分期

分期	标　　准	中位存活期/年
A	血和骨髓中淋巴细胞增多，可有少于 3 个区域的淋巴组织肿大	>7
B	血和骨髓中淋巴细胞增多，有 3 个或 3 个以上区域的淋巴组织肿大	<5
C	除与 B 期相同外，尚有贫血(Hb：男性<110 g/L 女性<100 g/L)或血小板减少(100×10⁹/L)	<2

2.治疗要点

根据临床分期和病人全身情况而定。

(1)化学治疗：苯丁酸氮芥为最常用的药物，根据血象变化调整药物剂量。对 C 期病人合用泼尼松，疗效较单用苯丁酸氮芥为好。环磷酰胺口服与苯丁酸氮芥疗效相似。

(2)放射治疗：淋巴结肿大伴有局部压迫症状或化疗后淋巴结、肝、脾缩小不明显者可采用局部放射治疗。

(3)其他治疗：并发自身免疫性溶血性贫血或血小板减少，可用肾上腺皮质激素，若疗效不佳且脾大明显可行脾切除术。反复感染可给予丙种球蛋白注射。

四、白血病病人的护理

(一)一般护理

1.休息与活动

根据病人的体力，活动与休息可交替进行，急性白血病病人以休息为主；慢性白血病病人治疗期间要多休息。可与病人共同制订日常活动计划，做到有计划的适量活动。加强生活方面的护理，将常用物品置于易取处，避免因体力消耗而加重心悸、气短症状。嘱脾大病人取左侧高位，以减轻不适感，尽量避免弯腰和碰撞腹部，以免发生脾破裂。

2.饮食

给予高蛋白、高维生素、高热量、清淡易消化饮食。向病人及家属说明化疗期间保证足够的营养，可提高病人对化疗的耐受性，减少并发症。对食欲差者可少量多餐进食，每日保证充足的饮水量。

（二）病情观察

（1）观察病人头晕、乏力的程度，注意精神状态，注意面色、口唇及甲床是否苍白，注意血红蛋白含量和网织红细胞计数。

（2）观察有无出血及出血发生的时间、部位、范围，注意生命体征及大、小便的颜色和量，注意病人有无头痛、视物模糊等颅内出血的征象，注意血小板计数。

（3）观察有无感染征象，注意体温变化及热型，注意白细胞计数及分类。

（三）对症护理

化疗药物不仅杀伤白血病细胞，正常细胞也受到杀伤，因此病人在诱导缓解期间容易发生感染，当粒细胞绝对值≤0.5×10^9/L 时，发生感染的可能性更大，此时应行保护性隔离。若无层流室则置病人于单人病房，保证室内空气新鲜，定时进行空气和地面消毒，谢绝探视以避免交叉感染。加强口腔、皮肤及肛周护理。若病人有感染征象，应立即协助医师做血液、咽部、尿液、粪便和伤口分泌物的培养。一旦有感染，遵医嘱用有效抗生素。贫血、出血、感染的护理措施见本章第二节。

（四）用药护理

1.化疗药物

（1）减少局部不良反应：为减少病人反复穿刺的痛苦和避免局部不良反应的发生，目前在应用化疗药物时多使用留置深静脉导管。如果没有条件留置深静脉导管，在使用静脉滴注化疗药时，应注意以下事项。①保护血管，依前臂、手指、手腕、肘前窝的次序选择静脉注射部位，若刺激性强、药物剂量过大时宜首先选用大血管注射。每次更换注射部位，并强调熟练的静脉穿刺技术，避免穿透血管。②静脉注射前先用生理盐水冲洗，确定针头在静脉内方能注入药物，药物输注完毕再用生理盐水冲洗后方能拔针头。注毕轻压血管数分钟止血，以防药液外渗或发生血肿。③输注时如疑有或发生外渗，立即停止注入，不要拔针，由原部位抽取 3～5 mL 血液以除去一部分药液，局部滴入解药如 8.4%碳酸氢钠 5 mL，拔掉注射针，局部冷敷后再用 25% MgSO$_4$ 湿敷，亦可用普鲁卡因局部封闭。发生静脉炎症时处理同药液外渗，伴有全身发热或条索状红线迅速蔓延时可采用治疗紫外线灯照射，每天 1 次，每次 30 分钟。

(2)某些化疗药物，如阿糖胞苷、三尖杉碱等易引起恶心呕吐，严重者可遵医嘱给予镇吐药。

(3)静脉输注柔红霉素、高三洋杉时，注意听心率、心律，病人出现胸闷、心悸，应做心电图，及时通知医生。

2.预防高尿酸血症肾病

在化疗期间，鼓励病人多饮水，2000～3000 mL/d，注射药液后，最好每半小时排尿一次，持续 5 小时，就寝时排尿一次。每次小便后检查是否有血尿。遵医嘱口服别嘌呤醇，以抑制尿酸合成。

3.鞘内注射化疗药物的护理

推注药物宜慢，注意去枕平卧 4～6 小时，并观察有无头痛、发热等并发症发生。

(五)心理护理

向病人及其家属说明白血病是骨髓造血系统肿瘤性疾病，虽然难治，但目前治疗进展快、效果好，应树立战胜疾病的信心。护士应倾听病人诉说，关心照顾病人，以取得病人的信任，了解其苦恼，争取多种形式因势利导，做好科普宣传，建立社会支持网，嘱家属亲友要给病人物质和精神的支持与鼓励，或组织病友之间进行现身说法，帮助病人克服恐惧心理，给病人创造一个安全、安静、舒适和愉悦宽松的环境，指导病人根据体力做点有益的事情，让病人感到生命的价值，使病人保持良好的情绪状态，以利于身体的康复。

第七章　内分泌及代谢性疾病病人的护理

　　内分泌系统是由人体内分泌腺及一些具有内分泌功能的脏器、组织及细胞组成的一个重要体液调节系统。内分泌腺包括下丘脑、垂体、甲状腺、甲状旁腺、肾上腺、胰岛和性腺。具有内分泌功能的组织和器官，如胃肠道、肾脏以及心脏等均可分泌激素或激素样生物活性物质。它们通过分泌激素对人体的代谢过程、生殖、生长发育、脏器功能等进行调节，维持人体内环境的相对平衡和稳定，以适应内外环境的变化。内分泌疾病比较常见，其发生是由于内分泌腺及组织发生病理改变所致，表现为功能亢进、功能减退或功能正常。根据其病变发生在下丘脑、垂体或周围靶腺而有原发性和继发性之分。

　　内分泌系统的功能调节主要表现在 3 个方面。①神经和内分泌系统的相互调节。神经系统通过下丘脑调节内分泌系统，同时也受内分泌系统的调节。下丘脑的神经细胞控制垂体，垂体再控制周围靶腺。当下丘脑各种释放激素分泌受抑制时，相应的垂体前叶功能减退，周围腺体继发性功能减退。下丘脑神经激素又受制于中枢神经的各种递质，如去甲肾上腺素、多巴胺、乙酰胆碱等。如焦虑可引起闭经，严重精神创伤可诱发甲状腺功能亢进(简称"甲亢")。内分泌系统对神经系统也有重要影响，如甲状腺功能减退时，出现智力减退、行动迟钝。②内分泌系统的反馈调节。生理状态下，下丘脑、垂体和靶腺之间存在着反馈调节机制，主要是负反馈调节。如下丘脑促肾上腺皮质激素释放激素(CRH)兴奋垂体分泌促肾上腺皮质激素(ACTH)，ACTH 兴奋肾上腺皮质分泌皮质醇，皮质醇达一定水平时，反过来抑制下丘脑-垂体 CRH、ACTH 的分泌；反之，皮质醇水平较低时，CRH、ACTH 的分泌增加。③免疫调节。近年发现在下丘脑神经细胞膜上有免疫反应产物，如白细胞介素1(IL-1)的特异性结合受体，IL-1作用于其受体可促进CRH的合成与分泌。

第一节　内分泌科病人的一般护理常规

(1)按内科及本系统疾病的一般护理常规执行。热情接待病人，做好入院介绍，根据病情由值班护士指定床位。危重者应安置在抢救室或监护室，并及时通知医生。

(2)病室应保持清洁、整齐、舒适，室内空气应保持新鲜，保持室温恒定。甲亢病人、危重病人应保持环境安静，避免声音和光线的刺激。做好病人的安全护理。定期消毒灭菌，严格执行消毒规范，控制院内感染的发生。

(3)24小时内完成护理入院记录，新入院患者，应立即测血压、心率、脉搏、体温、呼吸。新病人入院时测体重1次，以后每周1次。不能测体重时，分别用"平车"或"卧床"表示。留取大、小便标本，并做好其他标本的采集并及时送验。

(4)危重病人、施行特殊检查和治疗者需绝对卧床休息，如内分泌激素测定试验、血糖测定等注意避免情绪激动和剧烈运动。根据病情需要可分别采取平卧位、半坐卧位、座位、头低脚高位、膝胸卧位等。为重危及长期卧床病人建立翻身登记卡，每2小时翻身1次，皮肤护理每天1次。病情轻者可适当活动。

(5)进餐时护士巡视病房，了解病人饮食及进食情况，尤其是治疗及试验落实情况，并做好饮食指导，协助进食。向病人宣传饮食在疾病治疗康复过程中的作用。在执行治疗膳食原则的前提下帮助病人选择可口的食物，鼓励病人按需要进食。重危病人如垂体危象等昏迷者需喂饮或鼻饲。如糖尿病病人应避免糖类的摄入，但在饮食治疗中出现低血糖症状时，则应进食糖类。帮助肥胖症病人制订饮食计划，改变不良饮食习惯。

(6)及时准确地执行医嘱，并观察药物治疗效果及不良反应。使用激素类药物应观察失眠、粒细胞减少、剥脱性皮炎等不良反应；避免任意增减剂量。

使用胰岛素、口服降血糖药应注意监测血糖、胰岛素的配制。

(7)按病情要求做好生活护理、基础护理及各类专科护理,保持病人的个人卫生,预防压疮、口腔及足部感染等并发症。甲亢病人做好眼部的护理。

(8)做好内分泌代谢疾病常见症状的护理和各专科疾病的护理,以及特殊治疗、特殊检查的护理。如胰岛素过敏反应、低血糖反应的护理,高渗性昏迷的监测和护理,积极参加抢救工作。正确为病人进行血糖测试及指导病人进行口服葡萄糖耐量试验。

(9)评估病人的心理状况,如身体外形的改变带来的自卑、焦虑和抑郁等心理问题,应尊重病人,耐心倾听病人的诉说,做好细致的解释工作,严格执行保护性医疗制度。如甲亢病人因兴奋性增高、急躁易怒,应给予良好的心理疏通,向病人宣传精神因素在治疗疾病恢复健康过程中的重要性,帮助病人克服各种不良情绪的影响,引导病人以乐观主义精神对待病情,以便更好地配合治疗,早日得以恢复健康。

(10)根据病种及病情向病人及家属进行健康教育。对糖尿病病人尤其应注重知识宣教,指导其进行自我监测血糖、控制饮食和坚持运动疗法,生活规律,注意卫生。

第二节　内分泌及代谢性疾病病人常见症状和体征的护理

一、身体外形的改变

肾上腺或性腺分泌的雄激素过多、Cushing 综合征、甲状腺功能减退症、腺垂体功能减退症、甲亢、甲状腺肿大以及肥胖症等均可发生身体外形改变,如多毛、毛发脱落或稀疏,肥胖、消瘦;面容的变化,如眼球突出、满月脸、颈部增粗、面部皮肤粗糙等。

(一)护理目标

(1)病人的身体外形逐渐恢复正常。

(2)治疗后外观不能恢复时能接受身体外形的改变。

(二)护理措施

1.一般护理

保持病房环境整洁安静，促进病人身心休息，避免劳累，甲亢病人应避免声音、光线以及各种刺激。针对不同病因指导病人饮食，如腺垂体功能减退症病人给予高蛋白、高热量、高维生素、易消化饮食，保持大便通畅；甲亢病人宜给少纤维饮食，避免吃含碘丰富的食物，避免刺激性食物及饮料，多饮水；肥胖症病人和 2 型糖尿病病人宜按饮食计划进行减肥，不吃零食，定时进餐，养成良好的进食习惯。

2.病情观察

观察病人身高、体重、营养、毛发及皮肤改变，以及有无其他身体外形的变化。观察有无皮肤感染、破损、溃烂等征象。

3.对症护理

指导病人改善自身形象的方法，甲亢突眼病人如外出可戴有色眼镜以保护眼睛免受刺激；肥胖病人可穿着合体的衣着、恰当的修饰以增加心理舒适和美感。注意保护皮肤及肢体，嘱病人动作缓慢，避免肢体的摩擦与碰撞，避免压疮和受伤。

4.用药护理

使用激素类药物应观察药物疗效及不良反应，如肾上腺皮质激素过量易导致欣快感、失眠；服用甲状腺激素应注意心率、心律及体重的变化。指导病人按时按量服用激素，避免任意增减剂量。使用抗甲状腺药的病人指导其按医嘱服药，不可自行减量或停服，并监测药物不良反应如粒细胞减少、剥脱性皮炎等。

5.心理护理

加强知识教育，给病人讲解有关疾病的知识，使病人明确治疗和病情的转归，使其能积极配合治疗与护理，同时消除紧张、自卑情绪，帮助病人树立战胜疾病的自信心。鼓励病人表达自己的感情，不要压抑自己的不良情绪，逐渐恢复其与人交往的正常心态，恢复其自信心，从而有利于正确面对自身形象的改变。提供患有相同疾病并已治疗成功的病人资料，使其获得心理支持。

二、性功能异常

青春期前开始的性激素或促性腺激素分泌过多则为性早熟，青春期前性激素分泌不足，可延长长高的年龄而身材瘦高，也可无第二性征出现；青春期延迟也可见于自幼开始的严重的器质性疾病，如1型糖尿病、甲亢、甲减、腺垂体功能减退症等均可出现性功能异常的表现。

（一）护理目标

病人能正确认识性问题；性功能逐渐恢复。

（二）护理措施

1.一般护理

给病人提供隐蔽舒适的环境和恰当的时间，鼓励病人放松、公开地讨论性问题，评估性功能障碍的形态、程度。

2.对症护理

让病人了解药物、疾病过程、健康状况改变、手术或治疗对性功能的影响。接受病人讨论性问题时所呈现的焦虑，对病人表示尊重。女性病人若有性交疼痛，可建议使用润滑剂，润滑剂以水性为佳，如不能提供足够的滑润作用，可改用油剂。提供可能的信息咨询如专业医师、心理健康顾问、性咨询门诊等。

3.用药护理

因性激素缺乏引起的性功能障碍，有时需要补充性激素进行替代疗法，应在医师指导下，排除禁忌证，防止病人不恰当地用药，同时注意药物不良反应。

4.心理护理

给予病人心理支持，关心病人。协助家属给予支持，鼓励病人与配偶交流彼此的感受，一起参加性健康教育及阅读有关性教育的材料，提高病人的自信心。

第三节　腺垂体功能减退症病人的护理

腺垂体功能减退症(hypopituitarism，HP)，是由于各种原因引起腺垂体分泌激素不足的一种内分泌疾病。由于分娩过程中大出血、休克所引起者又称为席汉综合征(Sheehan's syndrome)。成年人腺垂体功能减退症临床上较常见，病因和临床表现多种多样，大都系多种垂体激素缺乏所致的复合症群，也可呈单个激素缺乏的表现。

一、临床表现

据估计，腺垂体组织破坏约 50%以上者始有症状，破坏 75%时症状较明显，破坏达 95%左右时可有严重垂体功能减退症状。

1.性腺功能减退

常最早出现。由于促性腺激素如促卵泡素(FSH)、黄体生成素(LH)和促乳素(PRL)分泌不足所致。女性常有产后大出血、休克、昏迷病史。产后无乳、闭经、性欲减退、不育、无阴毛、腋毛等。男性性欲减退、阳痿，无胡须、腋毛等。

2.甲状腺功能减退

促甲状腺激素(TSH)分泌不足引起甲状腺继发性功能减退，病人畏寒、思睡、食欲缺乏、面色苍白、皮肤干燥脱屑、少光泽和弹性、毛发稀疏、心率减慢等。心电图显示低电压，严重者可有黏液性水肿面容，表情淡漠、精神失常。

3.肾上腺皮质功能减退

ACTH 分泌不足，继发肾上腺皮质功能减退，病人常明显疲乏，体重减轻，食欲缺乏，呕吐，心音弱，心率慢，脉搏细弱，血压偏低。缺乏黑素细胞刺激素而肤色浅，面色苍白，与原发性肾上腺皮质功能减退症中肤色变黑相反。

4.垂体功能减退性危象(简称垂体危象)

在全垂体功能减退症基础上，各种应激如感染、腹泻、呕吐、饥饿、寒冷、急性心肌梗死、脑血管意外，及麻醉、使用镇静催眠药、降血糖药等均可诱发垂体危象。临床表现为高温型，低温型，低血糖型，低血压，循环虚脱型，水中毒型，混合型。突出表现为消化、循环、神经各系统症状，如高热、循环衰竭、休克、恶心、呕吐、头痛、神志不清、谵妄甚至抽搐、昏迷等严重垂危状态。

二、护理措施

(一)一般护理

保持病房环境整洁、安静，减少刺激，让病人卧床休息，出现头晕乏力时，立即停止活动。给予高蛋白、高热量、高维生素、易消化饮食，保持大便通畅。

(二)病情观察

密切观察病人意识状态、生命体征的变化，注意有无低血糖、低血压，以及恶心、呕吐、循环衰竭、头痛、意识障碍、抽搐等垂体危象的表现，避免各种引起垂体危象的诱因。一旦发生，即时报告医生。

(三)对症护理

根据病情，做好保暖或降温等处理；做好口腔、皮肤护理；排尿困难者鼓励病人多饮水，每天2次消毒尿道口，定时开放尿管，每天更换尿袋，注意个人卫生，预防尿路感染。发生垂体危象者，给予氧气吸入，保持呼吸道通畅。

(四)用药护理

遵医嘱使用激素类治疗药物，观察药物疗效及不良反应，如肾上腺皮质激素过量易导致欣快感、失眠；服用甲状腺激素应注意心率、心律及体重的变化。指导病人按时按量服用激素,避免任意增减剂量。一旦发生垂体危象,迅速建立静脉通路,配合医生进行抢救,及时准确应用激素,纠正循环衰竭,控制感染等。

(五)心理护理

经常和病人交谈,了解其心理状态,勿嘲笑病人,以取得病人信任。鼓励病人表达自己的感受,对病人的恐惧表示理解。经常给予可以帮助病人减轻恐惧状态的言语和非言语性安慰,如握住病人的手、抚摸病人等,尽量解答病人提出的问题。

第四节　甲状腺疾病病人的护理

一、单纯性甲状腺肿病人的护理

单纯性甲状腺肿(simple goiter)是由多种原因引起的一种不伴有甲状腺功能亢进或功能减退表现的甲状腺肿大性疾病。多呈地方性分布,常为缺碘所致,称为地方性甲状腺肿。散发性分布者由先天性甲状腺激素合成障碍或致甲状腺肿物质等所致,称为散发性甲状腺肿。

(一)临床表现

主要表现为甲状腺肿大而多无其他症状。甲状腺常呈轻度或中度弥漫性肿大,质软,无压痛,多无震颤及血管杂音。显著增大时可引起压迫症状,压迫气管可出现呼吸困难;压迫食管引起吞咽困难;压迫喉返神经引起声音嘶哑;压迫上腔静脉引起上腔静脉压迫综合征。病程较长者,可表现为结节性甲状腺肿,并可伴自主性功能亢进症。在地方性甲状腺肿流行地区,如严重缺碘,可出现地方性呆小病。地方性甲状腺肿病人摄入过多碘时,可诱发碘甲状腺功能亢进症。

（二）护理措施

1.一般护理

指导病人摄取含碘高的食物，如海带、紫菜等，避免摄入抑制甲状腺激素合成的食物和药物；病人活动一般可不限制。

2.病情观察

观察甲状腺肿大的程度、范围、质地，有无结节、颈部增粗的进展情况，如有声音嘶哑、吞咽及呼吸困难、面部肿胀等压迫症状应立即通知医师，及时手术。

3.用药护理

观察抗甲状腺药的不良反应，如出现心动过速、食欲亢进、腹泻、出汗、呼吸急促等，应通知医师处理。结节性甲状腺肿者，避免大剂量碘的使用，以免发生碘甲状腺功能亢进症。

4.心理护理

给予特别的关心，帮助其消除自卑心理，正确对待自身形象的改变，但同时也要多关注甲状腺肿大部位。帮助病人提高审美观，进行恰当的修饰打扮，改善其自我形象。

二、甲状腺功能亢进症病人的护理

甲状腺功能亢进症（hyperthyroidism，简称甲亢）是指由多种病因导致甲状腺功能增强，甲状腺激素分泌过多所致的临床综合征。甲亢的病因分类如下。

1.甲状腺性甲亢

（1）Graves 病。

（2）多结节性毒性甲状腺肿（多结节性甲状腺肿伴甲亢）。

（3）毒性腺瘤（单发或多发，Plummer 病）。

（4）多发性自身免疫性内分泌综合征伴甲亢。

（5）甲状腺癌。

(6)新生儿甲亢。

(7)碘甲亢。

(8)TSH 受体基因突变致甲亢。

2.垂体性甲亢

(1)垂体瘤或 TSH 细胞增生致甲亢。

(2)垂体型 TH 不敏感综合征。

3.伴瘤综合征和(或)HCG 相关性甲亢

(1)恶性肿瘤(肺、胃、肠、胰、绒毛膜等)伴甲亢(分泌 TSH 类似物)。

(2)HCG 相关性甲亢(绒毛膜癌、葡萄胎、多胎妊娠等)。

4.卵巢甲状腺肿伴甲亢

5.医源性甲亢

6.暂时性甲亢

(1)亚急性甲状腺炎。

(2)慢性淋巴细胞性甲状腺炎。

在各种病因所致的甲亢中，以 Graves 病为最多见，下面予以重点阐述。

Graves 病(简称 GD)又称毒性弥漫性甲状腺肿或 Basedow 病，是一种伴甲状腺激素(TH)分泌增多的器官特异性自身免疫性疾病。临床表现除甲状腺肿大和高代谢症群外，尚有突眼、胫前黏液性水肿以及指端粗厚等。

(一)临床表现

本病女性多见，男女比例为 1∶4～6，以 20～40 岁为多。多数起病缓慢，典型表现有 TH 分泌过多所致高代谢症群、甲状腺肿及眼征。老年和小儿病人表现多不典型。

1.甲状腺激素分泌过多症群

(1)高代谢症群：由于 T_3、T_4 分泌过多和交感神经兴奋性增强，机体物质代谢加快，使产热和散热明显增多，表现疲乏无力、怕热多汗、低热；蛋白质分解加速致负氮平衡，体重下降、尿肌酸排出增多；糖、脂肪分解加速致糖耐量异常、血总胆固醇降低。

(2)精神、神经系统：病人急躁易怒，神经过敏，失眠不安，记忆减退，注意力不集中，有时有幻觉甚至精神分裂症表现，有时表现为寡言、淡漠，也可有手、舌、眼睑震颤、腱反射亢进。

(3)心血管系统：出现心悸、胸闷、气短，重者可发生甲亢性心脏病。常见体征有：①窦性心动过速；②心尖部第一心音亢进，常有I—II级收缩期杂音；③心律失常，尤其以房性期前收缩多见；④心脏增大甚至心衰；⑤收缩压增高、舒张压下降致脉压增大，可出现周围血管征。

(4)消化系统：食欲亢进，多食消瘦，排便次数增多，粪便多呈糊状。重者可有肝大及肝功能损害。

(5)肌肉骨骼系统：有不同程度肌无力及肌肉萎缩，呈慢性甲亢性肌病。部分病例可伴周期性瘫痪、重症肌无力、急性延髓麻痹症，还可发生骨质疏松、杵状指。

(6)生殖系统：女性常有月经减少或闭经；男性可有阳痿，偶有乳腺发育异常。

(7)造血系统：外周血中白细胞总数偏低，但淋巴细胞绝对值和百分比及单核细胞增多。血小板寿命缩短，可出现血小板减少性紫癜。血容量增大，可出现轻度贫血。

2.甲状腺肿

多呈程度不同的弥漫性、对称性肿大，随吞咽动作而上下移动，质软，久病者较韧，左右叶上下极可扪及震颤或闻及血管杂音，为诊断本病的重要体征。

3.眼征

GD病人中，有25%～50%伴有眼征，其中，突眼为重要而较特异的体征之一。少数仅有突眼而缺乏其他临床表现。按病变程度可分为单纯性(干性、良性、非浸润性)和浸润性突眼两类。

4.甲状腺危象

属甲亢恶化的严重表现，病死率较高，发病原因可能与交感神经兴奋，垂体-肾上腺皮质轴应激反应减弱，大量T_3、T_4释放入血等有关。

5.胫前黏液性水肿

约占5%，见于胫骨前下1/3部位、足背、踝关节，偶见于面部。皮损为对称性、早期皮肤增厚、粗而韧，有广泛大小不等的红褐色或暗紫红色突起不平的斑块状结节，边界清楚，皮损周围的表皮稍发亮，薄而紧张，毛囊角化，可有感觉过敏或减退。后期皮肤如橘皮或树皮样。

6.淡漠型甲亢

多见于老年人。起病隐袭，症状不典型，无明显的眼征、甲状腺肿和高代谢症群。病人神情淡漠、乏力嗜睡、反应迟钝、消瘦、腹泻、畏食等。有时仅表现为原因不明的心房纤颤，可合并有心绞痛、心肌梗死等，易与冠心病混淆。本病如不及时治疗易发生危象。

7.甲状腺功能亢进性心脏病(简称甲亢性心脏病)

本病占甲亢病的 10%～22%，多见于男性、结节性甲状腺肿伴甲亢病人。可有心脏增大、心律失常或心力衰竭。

8.妊娠期甲状腺功能亢进症

主要有两种临床表现：①妊娠合并甲亢；②HCG 相关性甲亢。妊娠甲亢病人，其高代谢症状较正常孕妇明显。甲状腺肿大，常伴有震颤和血管杂音。血清 TT_3、TT_4、FT_3、FT_4 均增高，TSH＜0.5 mU/L。HCG 相关性甲亢，血 FT_3、FT_4 增高，TSH 降低，但血 HCG 显著升高，妊娠终止或分娩后消失。

(二)护理措施

1.一般护理

(1)保持病室安静、舒适：室温在 20℃左右，空气流通，限制探视，避免强光和噪声刺激，促进病人身心休息。病情重、心功能不全或合并严重感染的病人，应严格卧床休息。病情轻的病人可下床活动，以不感到紧张和劳累为度。

(2)经常巡视病房，给予生活护理：晨间护理给病人做好洗漱准备，以缓解疲乏。皮肤湿润、多汗，应勤洗澡、擦拭与更衣，以保持清洁舒适。

(3)给予高糖类(碳水化合物)、高蛋白、高维生素、矿物质饮食及充足的热量和营养以补充消耗：每天饮水 2000～3000 mL，补充水分丢失，但心脏疾病者除外。避免吃含碘丰富食物，慎用卷心菜、花椰菜、甘蓝等致甲状腺肿食物。多吃蔬菜、水果，限制纤维素，禁止摄入刺激性的食物及饮料，如浓茶或咖啡等，以免引起病人精神兴奋。

2.病情观察

注意观察患者的生命体征、体重变化，每天测量体重。评估病人情绪状况及变化，掌握病人的心理。监测生命体征、神志、精神等，注意有无甲亢危象，如 T39℃ 以上、P140～240 次/分、烦躁、大汗、呼吸急促、恶心、呕吐、腹泻、脱水等。

3.对症护理

(1)突眼护理：有突眼者，加强眼部护理，经常以滴眼液湿润眼部，以防发生角膜炎。睡前涂抗生素眼膏，戴眼罩或无菌生理盐水方纱布覆盖，抬高头部，以减轻眼球后软组织水肿.避免过度干燥。出外或白天可戴有色眼镜，以避免强光、风沙、太阳、异物的侵害。限制钠盐摄入，遵医嘱应用利尿药。

(2)甲状腺危象护理

①避免各种诱发甲状腺危象的因素：如感染、严重精神刺激、创伤等，教会病人自我心理调节，增强对疾病的应对能力。

②专人护理，密切观察神志及生命体征的变化，如原有甲亢症状加重，出现严重乏力、烦躁、发热(39℃ 以上)、多汗、心悸，伴食欲减退、恶心、呕吐、腹泻、脱水等应警惕发生甲亢危象，立即报告医师并协助处理。

③保持病室舒适和安静，严格按规定时间和剂量给予抢救药物；密切观察生命体征和意识状态；昏迷者加强皮肤、口腔护理，定时翻身以预防压疮、肺炎的发生。呼吸困难者应取半卧位，吸氧。按医嘱进行静脉输液，记录 24 小时液体出入量。

④体温过高者给予物理降温，躁动不安者使用床栏保护病人安全。昏迷者加强基础护理，如进行皮肤、口腔护理，为病人定时翻身，预防压疮等并发症的发生。

⑤积极准备好抢救物品，如镇静药、血管活性药、强心药、肾上腺皮质激素等，及时准确按医嘱用药。

4.用药护理

指导使用抗甲状腺药病人按医嘱服药，不可自行减量或停服。观察病情变化，监测药物不良反应如粒细胞减少、剥脱性皮炎。如出现口腔黏膜发炎、腹泻、恶心、呕吐、鼻出血、中毒性肝炎等症状，应立即停药，通知医师处理。

5.心理护理

护理人员应态度和蔼，避免刺激病人。提供安静舒适的环境，限制探视时间，避免外来的刺激。尽量避免和病情严重的病人在同一病房，以免情绪不稳。解释病情时，尽量简单明了。指导病人应对焦虑，如缓慢深呼吸、肌肉放松、转移注意力，鼓励病人观赏轻松愉快的电视节目或音乐，以放松情绪。教育家属理解、关心病人。

三、甲状腺功能减退症病人的护理

甲状腺功能减退症(hypothyroidism，简称甲减)是各种原因引起的 Th 合成、分泌或生物效应不足所致的全身性内分泌疾病。按起病年龄分三型：呆小病(克汀病)、幼年型和成年型甲减。前两型功能减退分别始于出生前后或性发育前，常伴智力障碍。

(一)临床表现

一般取决于起病年龄。发生于胎儿和婴幼儿时，大脑和骨骼的生长发育受阻，可致身材矮小和智力发育低下，多属不可逆性。成年型甲减主要影响代谢及脏器功能，及时诊治，多数呈可逆性，多见于中年女性，男女之比为 $1:5\sim10$，除放疗或手术切除损毁腺体者外，多数起病隐袭，发展缓慢，早期缺乏特征。

1.全身表现

畏寒、少汗、乏力、少动寡言、体温偏低、食欲减退，重者出现典型黏液性水肿，病人表情淡漠、面色苍白、眼睑水肿，全身皮肤干燥、增厚、粗糙、脱屑，毛发脱落，手脚掌发黄，少数病人指甲厚而脆、多裂纹，踝部呈非凹陷性水肿。

2.精神神经系统

记忆减退，智力低下，反应迟钝，精神抑郁、嗜睡，严重者发展为猜疑型精神分裂症。后期多痴呆、幻觉、木僵等，重者可惊厥。因黏蛋白沉积可致小脑功能障碍，出现共济失调、眼球震颤等。

3.心血管系统

心动过缓，心音减弱，有心包积液的表现。病程长者因血胆固醇增高，易并发冠状动脉粥样硬化性心脏病。

4.消化系统

厌食体重无明显减轻、腹胀、便秘，重者出现麻痹性肠梗阻或黏液性水肿巨结肠。

5.其他

性欲减退，男性阳痿，女性多不育，约 1/3 病人有溢乳。

6.肌肉与关节

肌力正常或减低，寒冷时可有阵发短暂性肌痛、强直。黏液性水肿病人可伴关节病变，偶有关节腔积液。

7.黏液性水肿昏迷

见于病情严重者，可因受寒、感染、手术和使用麻醉或镇静药不当而诱发。表现为低体温（<35℃），呼吸浅慢，心动过缓，血压下降，四肢肌肉松弛，反射减弱或消失，嗜睡，重者因昏迷、休克，以及心、肾功能不全而死亡。

（二）护理措施

1.一般护理

安排安静及安全的环境，减少刺激。调节室温在 22～23℃，注意适当的保暖，用热水袋取暖时防止烫伤。冬天外出时避免四肢暴露在冷空气中。协助病人料理日常生活，帮助其学习自我照顾的技巧。安排活动计划时，由简单活动开始，逐渐增加活动量或复杂的活动，以增强其耐受性。给予高蛋白、高维生素、低脂肪、低钠饮食。鼓励多食粗纤维食物，促进胃肠蠕动，摄取足够水分以防止脱水，每天饮水量 2000～3000 mL，以保证大便通畅。

2.病情观察

观察病人有无出现颤抖、皮肤发冷、苍白等体温过低现象，以及心律不齐、心动过缓等。观察水肿情况，皮肤有无发红、起水疱或破损等，保护水肿的皮肤，避免受压。观察大便的次数、性质、量的改变，有无腹胀、腹痛等麻痹性肠梗阻的表现，发现异常及时报告医生。

3.对症护理

(1)便秘病人教育其每天定时排便，养成规律排便的习惯。进行适度的运动，如散步、慢跑，按摩腹部及肛周括约肌，以促进胃肠蠕动及便意。根据医嘱给予轻泻药，并观察用药后的效果。

(2)黏液性水肿昏迷者

①记录病人体重，观察全身黏液性水肿的情况及生命体征的变化，若体温低于35℃、呼吸浅慢、心动过缓、血压降低、嗜睡或出现口唇发绀、呼吸深长、喉头水肿、阻塞呼吸道等症状，应立即通知医师处理。

②避免诱发因素，如受寒、感染、手术、压力刺激，以及镇静药使用过量等。

③发生黏液性水肿昏迷的护理：监测动脉血气的变化，记录液体出入量，保持呼吸道通畅，吸氧，必要时进行气管插管或气管切开。避免热敷，以免加重循环不良和烫伤。建立静脉通道，给予葡萄糖，以防止发生低血糖，并协助医师给药。保持皮肤清洁和干燥，常翻身或下床活动，洗澡时避免使用肥皂，洗完后用刺激性小的润肤油涂擦，防止皮肤干裂。指导家属协助病人进行皮肤按摩和变换体位。

4.用药护理

观察用药反应，观察病人身体与精神智力的变化，以及服药后的改善情况。

5.心理护理

多与病人交谈，让病人倾诉，随时给予病人鼓励，并让病人说出对自己外观及性格改变的感受，给予心理指导，使之感到开心和受到重视。鼓励家属及亲友探视病人，使病人感受到温暖，以增强自信心。

第五节　糖尿病病人的护理

糖尿病(diabetes mellitus，DM)是一种常见的内分泌代谢疾病，因胰岛素绝对或相对不足，或者两者同时存在，引起糖、蛋白质、脂肪和继发性水、电解质代谢紊乱，高血糖为其重要的临床特征。临床表现为多尿、多饮、多食和消瘦，即典型的"三多一少"症状，常伴发心血管、肾、眼及神经等多系统病变。

糖尿病的患病人数正随着人口老化、生活方式的改变和生活水平的提高而迅速增加，已成为严重威胁人类健康的世界性公共卫生问题。1997 年以美国糖尿病协会(ADA)为代表提出了新的分类法，将糖尿病分为四大类型：1 型糖尿病、2 型糖尿病、其他特殊类型糖尿病和妊娠期糖尿病。

一、临床表现

1.代谢紊乱综合征

1 型病人多起病快、病情重、症状明显。2 型病人多数起病缓慢、病情相对较轻，肥胖者起病后也会体重减轻。

(1)多尿：因血糖升高，大量葡萄糖从肾脏排出致尿渗透压增高，阻碍了肾小管对水的重吸收，大量水分随糖排出形成多尿，每天可达 2～3L。

(2)多饮：因多尿丢失大量水分，从而出现烦渴、多饮。

(3)多食：因胰岛素不足，使体内葡萄糖不能充分利用而自尿中丢失。为了补偿损失的糖分、维持机体活动，病人多有饥饿感，从而导致食欲亢进、易饥多食。

(4)消瘦：因葡萄糖不能利用，蛋白质和脂肪消耗增加，加之失水，引起消瘦疲乏。

(5)其他症状：有四肢酸痛、麻木、腰痛、性欲减退、阳痿不育、月经失调、皮肤瘙痒，高血糖时因眼房水与晶状体渗透压的改变引起屈光改变，以致视物模糊。

2.糖尿病急性并发症

(1)糖尿病酮症酸中毒(diabetic ketoacidosis，DKA)：糖尿病加重时产生大量脂肪分解产物酮体(包括乙酰乙酸、β-羟丁酸、丙酮酸)，血酮升高称酮血症，尿酮排出增多称酮尿，临床上统称为酮症。若代谢紊乱进一步加剧，血酮继续升高，超过机体的处理能力，便发生代谢性酸中毒。

①诱因：感染(以呼吸道、泌尿道最多见)，胰岛素治疗中断或剂量不足、饮食不当、创伤、手术、妊娠和分娩等为主要诱因，多发生于 1 型糖尿病。

②临床表现：原有糖尿病症状加重，并出现食欲减退、恶心、呕吐、极度口渴，常伴头痛、嗜睡、烦躁、呼吸深快有烂苹果味。病情进一步发展出现严重脱水，尿量减少、皮肤黏膜干燥、眼球下陷、脉细速、血压下降。晚期各种反射迟钝甚至消失，昏迷甚至死亡。也有少数病人有腹痛等急腹症的表现。

③实验室检查：尿糖、尿酮体强阳性。血糖多为 16.7～33.3 mmol/L，有时可达 55.5 mmol/L 以上。血酮升高，可＞4.8 mmol/L。CO_2 结合力降低，轻者为 13.5～18.0 mmol/L，重者在 9.0 mmol/L 以下。CO_2 分压降低，血 pH＜7.35。碱剩余负值加大，血钾正常或偏低，血钠、血氯降低。血尿素氮(BUN)和肌酐常偏高。

(2)高渗性非酮症糖尿病昏迷(hyperosmolar nonketotic diabetic coma，简称高渗性昏迷)：多见于老年 2 型糖尿病病人，发病前多无糖尿病史或仅为轻症。诱因有感染、急性胃肠炎、胰腺炎、脑血管意外、严重肾疾病、血液或腹膜透析、静脉内高营养、不合理限制水分，以及某些药物如糖皮质激素、免疫抑制药、噻嗪类利尿药等。血糖常高至 33.3 mmol/L 以上，血钠可在 155 mmol/L，血浆渗透压达 330～460 mmol/L。临床上常突然出现神经精神症状，如嗜睡、幻觉、定向障碍、昏迷。

3.糖尿病慢性并发症

(1)心血管病变：动脉粥样硬化引起冠心病、脑血管病变。下肢动脉硬化者有下肢疼痛、感觉异常和间歇性跛行。微血管病变主要累及视网膜、肾、神经、心肌组织。心肌内微血管病变和心肌代谢紊乱导致广泛心肌灶性坏死，称糖尿病性心肌病。

(2)肾脏病变：包括毛细血管间肾小球硬化症、肾小动脉硬化症、慢性肾小球肾炎和慢性肾盂肾炎。临床表现为蛋白尿、水肿、高血压，晚期伴氮质血症，最终发生肾衰竭，毛细血管间肾小球硬化症是病人的主要死亡原因。

(3)神经病变：以周围神经最常见，表现为对称性肢体隐痛或烧灼痛，肢端感觉异常如袜子或手套状分布，后期累及运动神经，可有肌力减弱、肌萎缩。自主神经损害也较常见，如瞳孔改变、排汗异常、体位性低血压、便秘及排尿异常、心动过速等。

(4)眼部病变：视网膜病变常引起失明。除视网膜微血管病变外，糖尿病还可引起白内障、青光眼、屈光改变、虹膜睫状体病变等。

(5)皮肤病变：糖化血红蛋白增高引起小血管扩张，面色红润；毛细血管脆性增加易出现皮下出血和瘀斑。局部皮肤发绀或缺血性溃疡，多见于足部，不易愈合。

(6)感染：疖、痈等皮肤化脓性感染多见，可致败血症或脓毒血症。足癣、甲癣、体癣等皮肤真菌感染也较常见，女性病人常合并真菌性阴道炎。肺结核发病率高、进展快，易形成空洞。肾盂肾炎和膀胱炎也常见。

二、护理措施

(一)一般护理

1.饮食护理

(1)计算标准体重：年龄在40岁以上者，标准体重(kg)＝身高(cm)－100；年龄在40岁以下者，标准体重(kg)＝身高(cm)－105；超过标准体重20%以上为肥胖，低于20%为消瘦。

(2)计算每天热量：根据标准体重及工作性质计算。成人休息时每天每千克标准体重给予热量105～125.5 kJ(25～30 kcal)，轻体力劳动125～146

kJ(30～35 kcal)，中体力劳动 146～167 kJ(35～40 kcal)，重体力劳动 167 kJ(40 kcal)以上，使体重下降至理想体重±5%左右。

(3)主要营养成分：蛋白质按成人每天每千克标准体重 0.8～1.2 g 计算，儿童、孕妇、乳母、营养不良者可增加至 1.2～1.5 g；脂肪每天每千克标准体重 0.6～1.0 g；其余为糖类(碳水化合物)。即蛋白质占总热量的 12%～15%，脂肪占 30%，碳水化合物占 50%～60%。

(4)热量分配：三餐热量分配大概为 1/5，2/5，2/5 或 1/3，1/3，1/3；或分成四餐为 1/7，2/7，2/7，2/7。可按病人生活习惯、病情及配合治疗的需要来调整。

(5)食用纤维素：有助于肠内大肠埃希菌合成多种维生素，促进肠蠕动，加速食物通过肠道，延迟和抑制糖类食物在肠道的吸收，使餐后血糖下降，同时防止便秘；纤维素体积大，进食后有饱食感，利于减肥。含纤维素食物包括豆类、蔬菜、粗谷物、含糖分低的水果。

(6)饮食注意事项：①主副食数量应基本固定，严格按照医师制订的食谱，避免随意增减，偶发低血糖时，立即饮用易吸收的果汁、糖水予以缓解，常出现者要及时就诊；②严格限制食用糖果、点心、水果及各种酒类，忌吃油炸、油煎食物，炒菜宜用植物油，忌吃动物油。少盐，少吃动物内脏、蟹黄、虾子、鱼子等胆固醇多的食物；③早晨锻炼时不宜空腹，劳动强度有变化时应增加少量食物，防止低血糖；④如生活不规律时，应随身携带一些方便食品，外出吃饭要遵照平时饮食定量，不可暴饮暴食；⑤每周定期测量一次体重，如果体重改变超过 2 kg，应报告医师；⑥口服降血糖药及注射胰岛素者应注意，每餐将计划饮食吃完，如果不能吃完全餐，须当天补足未吃完食物的热量与营养素，定时进食，如果进餐时间延后，应在餐前先喝一杯牛奶或吃一点饼干，避免发生胰岛素休克反应，长时间的运动应根据需要增加热量摄入，预防发生低血糖反应。

2.休息与运动

适应于 2 型糖尿病肥胖者和血糖 11.1～16.7 mmol/L 以下者和 1 型糖尿病稳定期病人以及并发急性感染、活动期肺结核、严重急慢性并发症病人如酮症酸中毒者。重症糖尿病者禁忌。应根据年龄、性别、体力、病情及有无并发症、胰岛素及饮食治疗情况决定，逐步增加运动量，持之以恒，切忌随意中断。

运动锻炼的方式最好是餐后 1 小时做有氧运动，如散步、慢跑、健身操、太极拳、球类活动等，至少每周 3 次，可达到重复大肌肉运动、改善循环、加强心肺的功能，以及降低血糖的目的。

(二)观察病情

监测病人的体重变化，评估病人的营养状况。监测生命体征的变化，记录神志状态、瞳孔大小和反应及液体出入量。注意病人有无口渴、多饮、多尿、食欲减退、恶心、呕吐、头痛、烦躁、嗜睡、呼吸深快有烂苹果味、昏迷等糖尿病加重的症状，发现病情变化立即通知医师处理。监测病人有无皮肤、口腔、泌尿道、足部的感染，及时做好护理。监测动脉血气分析，尿糖，血糖和血、尿酮，血钾水平，注意有无低血钾症状，如出现意识障碍、震颤、虚弱、出汗等。

(三)对症护理

1.皮肤护理

鼓励病人勤洗澡、勤换衣服，每天用温水清洁皮肤，并施以皮肤按摩以促进局部血液循环，防止皮肤化脓感染。指导病人选择质地柔软、宽松的衣服，避免使用松紧带和各种束带。护理操作时应严格无菌技术。如有外伤或皮肤感染时，不可任意用药，尤其是刺激性大的药物，例如碘酊等，应由医师处理。

2.呼吸道、口鼻腔的护理

保持口腔清洁卫生，做到睡前、晨起刷牙，饭后漱口。重症病人，护士应每天给予特殊口腔护理，防治口腔疾病。避免与呼吸道感染者接触，如肺炎、感冒、肺结核等。

3.泌尿道的护理

女性病人每次小便后，用温水清洗外阴，擦干，防止或减少瘙痒和湿疹发生。如有自主神经紊乱造成的尿潴留，尽量避免插入导尿管，可采用人工诱导排尿、膀胱区热敷或按摩等方法，以上方法无效时，应在严格无菌操作下行导尿术。

4.足部护理

(1)每天检查足部血管搏动、皮肤颜色、温度改变，以早期发现感染及感觉的改变。检查时应注意趾甲、趾间及足底部位皮肤变化，有无胼胝、鸡眼、甲沟炎、甲癣、红肿、发绀、水泡、溃疡、坏死等，如发现异常要及时处理。

(2)注意足部的保暖，避免长期暴露于寒冷或潮湿环境；每天适度运动，以促进血液循环；经常按摩足部，按摩方向由趾端往上。选择轻柔的鞋袜，避免足部受压。

(3)每天用中性肥皂和温水清洁足部，趾缝之间要洗干净，以清洁、柔软的毛巾轻轻擦干，若足部皮肤干燥，可用羊毛脂涂擦，但不可常用，以防皮肤过度浸软。趾甲不要剪得太短，应与足趾平齐。积极预防足癣，勤换鞋袜，保持足部清洁。如有红肿热痛，应立即治疗。

(4)预防外伤：教育病人不赤脚走路，以防刺伤。冬天使用电毯或烤灯时谨防烫伤。外出时不可穿拖鞋，以免受伤。

5.酮症酸中毒病人护理

(1)严密监测病情：注意有无酮症酸中毒症状，避免各种诱因如感染、胰岛素治疗中断或剂量不足、饮食不当、创伤等。一旦发生，及时通知医师进行抢救。

(2)专人护理，病人绝对卧床休息，注意保暖，昏迷者按昏迷常规护理。

(3)立即建立两条静脉通路，遵医嘱给予小剂量胰岛素、补液，纠正酸碱电解质紊乱，给予相关治疗。

(四)用药护理

(1)口服降糖药的护理：按时按剂量服药，不可随意增减量，观察用药反应。磺脲类药物应餐前半小时服，不良反应主要是低血糖反应、胃肠道反应、皮肤瘙痒、胆汁淤滞性黄疸、肝功能损害、再生障碍性贫血、溶血性贫血、血小板减少、白细胞减少等。双胍类药物应餐前或餐中服，不良反应是腹部不适、口中金属味、恶心、畏食、腹泻等，偶有过敏反应。

（2）记录 24 小时液体出入量，以维持液体出入平衡，防止出现脱水现象。

（3）使用降血糖药时应指导病人按时进餐，切勿提前或推后。

（4）胰岛素治疗的护理

①不良反应：低血糖反应，如头晕、心悸、多汗、饥饿甚至昏迷；胰岛素过敏，注射部位瘙痒、荨麻疹；注射部位皮下脂肪萎缩或增生。

②应用胰岛素的过程中，监测血糖的变化，以免发生低血糖反应。低血糖反应者，及时检测血糖，可进食糖果、含糖饮料或静脉推注 50%葡萄糖 20～30 mL。

③注射时间：胰岛素于饭前半小时皮下注射，鱼精蛋白锌胰岛素在早餐前 1 小时皮下注射。长、短效胰岛素混合使用时，应先抽吸短效胰岛素，再抽吸精蛋白锌胰岛素（长效胰岛素），然后混匀。注射部位交替进行，以免形成硬结而影响药效。应严格无菌操作，防止感染。

（五）心理护理

认识到病人的焦虑，听取其倾诉，承认病人感受，表示理解。耐心向病人解释病情，进行糖尿病知识教育，使病人认识到糖尿病目前虽不能根治，但坚持治疗一样可以正常工作、学习。鼓励病人树立信心，鼓励家属给病人提供心理支持，使其配合治疗。指导病人摆脱焦虑情绪的方法：增加健身运动；音乐疗法；病情许可，适当地户外活动；培养有益的兴趣与爱好。增加家人探视的次数，必要时留家人陪伴。

第六节　痛风病人的护理

痛风（gout）是机体长期嘌呤代谢障碍、血尿酸增高引起组织损伤的一组异质性疾病。临床特点是高尿酸血症、特征性关节炎反复发作，在关节滑液的白细胞内可找到尿酸钠结晶、痛风石形成，严重时关节活动障碍和畸形、肾尿酸结石和（或）痛风性肾病。

一、临床表现

多见于中、老年人，大多在 40 岁以上发病，男性占 95%以上，女性多见于更年期后发病，5%～25%病人常有家族遗传史。近年来，痛风的发病率逐年递增。

1.急性关节炎

为首发症状。是尿酸盐结晶、沉积所致。①常午夜起病，因疼痛而惊醒，突发下肢端单一关节红、肿、热、痛和功能障碍，最常见为拇趾及第一跖趾关节，其余依次为踝、膝、腕、指、肘等关节；②发热，血白细胞增高，血沉增快，给予秋水仙碱治疗后，关节炎症可以迅速缓解，有特殊的治疗效果；③初次发作常呈自限性，一般经 1～2 天或几周后自行缓解，此时，受累关节局部皮肤出现脱屑和瘙痒，为本病特有的症状；④伴高尿酸血症；⑤关节液白细胞内有尿酸盐结晶，或痛风石，针吸活检有尿酸盐结晶，是确诊本病的依据。急性期缓解之后，病人全无症状，称为间歇期。受寒、劳累、饮酒、高蛋白、高嘌呤饮食或穿紧鞋、外伤、手术、感染等为常见诱因。

2.痛风石及慢性关节炎

痛风石是痛风的一种特征性损害，可以存在于任何关节、肌腱和关节周围软组织。通常是多关节受累，且多见于关节远端，受累关节可表现为以骨质缺损为中心的关节肿胀、僵硬及畸形，无一定形状且不对称。严重时痛风石处皮肤发亮、菲薄、容易向皮肤表面破溃，并有豆渣样的白色物质排出，瘘管周围组织呈慢性肉芽肿且不易愈合，但很少继发感染。一般以耳轮、跖趾、指间和掌指等处多见。

3.痛风肾病

是痛风特征性的病理变化之一。临床上早期表现为间歇性蛋白尿。一般病程进展较为缓慢，随着病情的发展，蛋白尿转变为持续性，肾浓缩功能受损，出现夜尿增多、等渗尿。晚期可发生肾功能不全，最终可因肾衰竭或合并心血管病而死亡。

4.尿酸性尿路结石

泥沙样结石常无症状，较大者有肾绞痛、血尿。当结石反复引起梗阻和局部损伤时，容易合并感染，如肾盂肾炎或肾周围炎，可加速结石的增长和肾实质的损害。

5.高尿酸血症与代谢综合征

高尿酸血症者常伴有肥胖、冠心病、血脂异常、高脂血症、糖耐量减低（IGT）及 2 型糖尿病，统称代谢综合征。目前认为，原发性痛风可显著加重动脉粥样硬化的发展，使痛风者心肌梗死、脑卒中发生率显著增高。

二、护理措施

（一）一般护理

避免受寒、劳累、感染、创伤等诱因。低嘌呤饮食，少吃动物内脏、浓肉汤、鱼子、虾子等，减少外源性尿酸生成，促进体内尿酸的排出；控制嘌呤的进食量，每天限制在 $100\sim150$ mg。蛋白质摄入为 1 g/（kg·d），以蛋类、奶类等单细胞食物为佳。糖占总热量的 $50\%\sim60\%$，肥胖者较正常者应低 10% 左右。脂肪每天＜50 g。戒酒。多饮水，每天达 $2000\sim3000$ mL。少盐，丰富的维生素饮食。

（二）病情观察

观察疼痛的部位、性质和程度；注意受累的关节有无红、肿、热和功能障碍；监测血、尿酸水平变化，评估病情。

（三）对症护理

急性发作时绝对卧床休息至疼痛缓解后 72 小时，鼓励病人生活自理。卧床期间协助病人使用便盆。外出时有专人护送（用轮椅）。指导病人使用减轻负重的方法，如拐杖等。信号灯放在病人床边，随时满足病人的需要。抬高患肢，避免负重，可在病床上安放支架支托盖被，减少患部受压，缓解疼痛。注意皮肤的护理，避免感染发生。缓解期可选择针灸止痛。

（四）用药护理

指导病人正确用药，观察药物疗效，及时处理不良反应。①按医嘱给秋水仙碱止痛，口服给药若消化道反应较重，可考虑静脉用药。注射速度要慢，一般不少于 5 分钟。避免药液外漏，以免引起疼痛和局部坏死。不良反应有恶心、呕吐、厌食、腹胀和水样腹泻，还可有白细胞减少、血小板减少等骨髓抑制表现以及脱发。②应用 NSAID 时注意活动性消化性溃疡、消化道出血等禁忌证。③促进尿酸排泄药应注意胃肠道反应、过敏性皮炎、发热。使用期间，嘱病人多饮水，口服碳酸氢钠等碱性药。④别嘌醇不良反应有胃肠道刺激、发热、肝损害、骨髓抑制等。肾功能不全者应减半量使用。

（五）心理护理

病人由于疼痛影响进食和睡眠，加之关节畸形、肾功能损害，常思想负担重，表现为焦虑，护士应多与病人交流，给予精神上的安慰和鼓励。

第七节　骨质疏松症病人的护理

骨质疏松症（osteoporosis）是以骨组织显微结构受损，骨矿成分和骨基质等比例地不断减少，骨质变薄，骨小梁数量减少，骨脆性增加和骨折危险度升高的一种全身骨代谢障碍的疾病。

骨质疏松症一般分两大类，即原发性骨质疏松症和继发性骨质疏松症。原发性骨质疏松症包括特发性骨质疏松症。

随着人口寿命的不断增长及老年人口不断增加，作为中老年退行性重要疾病之一的骨质疏松症及其所引起的骨折已成为一个严重的社会问题而备受老年学者的关注。

一、骨质疏松症分型

(一)原发性骨质疏松症

(1)特发性成年骨质疏松症。

(2)特发性少年骨质疏松症:其病因尚不十分明确。

(3)退行性骨质疏松症:Ⅰ型为绝经后骨质疏松症;Ⅱ型为老年性骨质疏松症。

(二)继发性骨质疏松症

1.皮质醇增多症

如库欣综合征,皮质激素增多,使成骨细胞减少,蛋白异化亢进,胶原形成抑制,骨基质减少肠钙吸收下降。尿钙增加。

2.甲状旁腺功能亢进

甲状旁腺激素(PTH)对骨的吸收、再建具有双重调节作用。生理剂量有益于骨重建,病理剂量促进骨吸收,血钙升高,骨矿含量下降。

3.甲状腺功能亢进

T_3、T_4 与骨代谢密切相关。增高的 T_3、T_4 可促进骨的胶原蛋白合成,血钙增加,尿钙增加,骨量丢失。

4.糖尿病

糖尿病尿钙排泄增加,胰岛素参与维生素 D 的合成,糖尿病维生素 D 合成减少。

5.慢性肾病

肾脏是生成 1,25-$(OH)_2D_3$ 的主要器官,尤其肾小管病变时,1α羟化酶活性降低,1,25-$(OH)_2D_3$ 合成减少,钙吸收下降,引起 PTH 增加,骨量丢失上升。

6.手术影响

胃肠切除,钙吸收下降。

7.某些药物影响

类固醇激素、抗癫痫药、抗血凝药肝素,能影响钙的吸收,骨矿含量减少。

二、临床表现

1.疼痛

原发性骨质疏松症最常见的症状，以腰背痛多见，占疼痛病人中的70%～80%。疼痛沿脊柱向两侧扩散，仰卧或坐位时疼痛减轻，直立时后伸或久立、久坐时疼痛加剧；日间疼痛轻，夜间和清晨醒来时加重；弯腰、肌肉运动、咳嗽、大便用力时加重。一般骨量丢失12%以上时即可出现骨痛。老年骨质疏松症时，椎体骨小梁萎缩，数量减少，椎体压缩变形，脊柱前屈，腰肌为了纠正脊柱前屈，加倍收缩，肌肉疲劳甚至痉挛，产生疼痛。新近胸腰椎压缩性骨折，亦可产生急性疼痛，相应部位的脊柱棘突可有强烈压痛及叩击痛，一般2～3周后可逐渐减轻，部分病人可呈慢性腰痛。若压迫相应的脊神经可产生四肢放射痛、双下肢感觉运动障碍、肋间神经痛、胸骨后疼痛类似心绞痛，也可出现上腹痛类似急腹症。若压迫脊髓、马尾还可影响膀胱、直肠功能。

2.身长缩短、驼背

多在疼痛后出现。脊椎椎体前部几乎多为松质骨组成，而且此部位是身体的支柱，负重量大，尤其第11、12胸椎及第3腰椎，负荷量更大，容易压缩变形，使脊椎前倾，背曲加剧，形成驼背，随着年龄增长，骨质疏松加重，驼背曲度加大。每人有24节椎体，正常人每一椎体高度约2 cm，老年人骨质疏松时椎体压缩，每椎体缩短2 mm左右，身长平均缩短3～6 cm。

3.骨折

这是退行性骨质疏松症最常见和最严重的并发症，它不仅增加病人的痛苦，加重经济负责，并严重限制病人活动，甚至缩短寿命。据我国统计，老年人骨折发生率为6.3%～24.4%，尤以高龄（80岁以上）女性老人为甚。骨质疏松症所致骨折在老年前期以桡骨远端骨折（Colles骨折）多见，老年期以后腰椎和股骨上端骨折多见。一般骨量丢失20%以上时即发生骨折。BMD每减少1.0 DS，脊椎骨折发生率增加1.5～2倍。脊椎压缩性骨折有20%～50%的病人无明显症状。

4.呼吸功能下降

胸、腰椎压缩性骨折，脊椎后弯，胸廓畸形，可使肺活量和最大换气量显著减少，肺上叶前区小叶型肺气肿发生率可高达 40%。老年人多数有不同程度肺气肿，肺功能随着增龄而下降，若再加骨质疏松症所致胸廓畸形，病人往往可出现胸闷、气短、呼吸困难等症状。

三、诊断

退行性骨质疏松症诊断需依靠临床表现、骨量测定、X 线片及骨转换生物化学的指标等综合分析判断。退行性骨质疏松症有部分病人无明显症状，因此，骨量测量就显得格外重要，再结合生物化学检验，诊断一般不存在困难。

（一）生化检查

骨组织的代谢是一个旧骨不断被吸收，新骨不断形成，周而复始的循环过程，此称为骨重建。骨重建的速率称为骨更新率或转换率。测定血、尿的矿物质及某些生化指标有助于判断骨代谢状态及骨更新率的快慢，对骨质疏松症的鉴别诊断有重要意义。骨代谢的生化指标检查具有快速、灵敏及在短期内观察骨代谢动态变化的特点，而 BMD 检查一般需半年以上才能有动态变化，因此，生化检查对观察药物治疗在短期内对骨代谢的影响是必不可少的指标，并可指导及时修正治疗方案。

1.骨形成指标

绝经后骨质疏松症 I 型多数表现为骨形成和骨吸收过程增高，称高转移型。而老年性骨质疏松症（II 型）多数表现为骨形成和骨吸收的生化指标正常或降低，称低转换型。

（1）碱性磷酸酶（AKP）：单纯测 AKP 意义不大，不敏感。测同工酶骨 AKP 较敏感，是反映骨代谢的指标，破骨或成骨占优势均升高。骨更新率增加的代谢性骨病如畸形骨炎、先天性佝偻病、甲状旁腺功能亢进、骨转移癌及氟骨症等显著升高。绝经后妇女骨质疏松症约 60%骨 AKP 升高，血清 AKP 升高者仅占 22%；老年骨质疏松症形成缓慢，AKP 变化不显著。

(2)骨钙素(BGP)：是骨骼中含量最高的非胶原蛋白，由成骨细胞分泌，受 $1，25-(OH)_2D_3$ 调节。通过 BGP 的测定可以了解成骨细胞的动态，是骨更新的敏感指标。骨更新率上升的疾病如甲状旁腺功能亢进、畸形性骨炎等，血清 BGP 上升。老年性骨质疏松症可有轻度升高。绝经后骨质疏松症 PGP 升高明显，雌激素治疗 2～8 周后 BGP 下降 50%以上。

(3)血清 I 型前胶原羧基端前肽(简称 PICP)：是成骨细胞合成胶原时的中间产物，是反映成骨细胞活动状态的敏感指标。PICP 与骨形成呈正相关。畸形性骨炎、骨肿瘤、儿童发育期、妊娠后期 PICP 升高，老年性骨质疏松症 PICP 变化不显著。

2.骨吸收指标

(1)尿羟脯氨酸(简称 HOP)：是反映骨更新的指标；受饮食影响较大，收集 24 小时之前，应进素食 2～3 天。HOP 显著升高的有甲亢、甲旁亢、畸形性骨炎、骨转移癌等。甲状腺功能低下、侏儒症 HOP 显著降低。老年性骨质疏松症 HOP 变化不显著，绝经后骨质疏松症 HOP 升高。

(2)尿羟赖氨酸糖苷(简称 HOLG)：是反映骨吸收的指标，较 HOP 更灵敏，老年性骨质疏松症可能升高。

(3)血浆抗酒石酸盐酸性磷酸酶(简称 TRAP)：主要由破骨细胞释放，是反映破骨细胞活性和骨吸收状态的敏感指标，TRAP 增高见于甲状旁腺功能亢进、畸形性骨炎、骨转移癌、慢性肾功能不全及绝经后骨质疏松症。老年性骨质疏松症 TRAP 增高不显著。

(4)尿中胶原吡啶交联(PYr)或 I 型胶原交联 N 末端肽(NTX)：是反映骨吸收和骨转移的指标，较 HOP 更为特异和灵敏，方法简便、快速。甲状旁腺功能亢进、畸形性骨炎、骨转移癌及绝经后骨质疏松症显著升高。老年性骨质疏松症增高不显著。

3.血、尿骨矿成分的检测

(1)血清总钙；正常值 2.1～2.75 mmol/L(8.5～11 mg/dL)。甲旁亢、维生素 D 过量血钙增高，佝偻病、软骨病及甲状旁腺功能低下者，血钙下降。老年性骨质疏松症血钙一般在正常范围。

(2)血清无机磷：钙、磷代谢在骨矿代谢中占重要位置，两者要保持合适比例,钙:磷为 0.66 较为适宜。只补钙,不补磷,钙吸收不良;补磷过多亦影响钙的吸收。生长激素分泌增加的疾病如巨人症、肢端肥大症血磷上升,甲状旁腺功能低下,维生素 D 中毒、肾功不全、多发性骨髓瘤及骨折愈合期血磷增高。甲旁亢、佝偻病及软骨病血磷降低。绝经后妇女骨质疏松症血磷上升,可能与雌激素下降、生长激素上升有关。老年性骨质疏松症血磷一般正常。

(3)血清镁:镁是体内重要矿物质,人体 50% 的镁存在于骨组织,低镁可影响维生素 D 活性。肠道对镁的吸收随着年龄增长而减少。甲状旁腺功能亢进、慢性肾疾病、原发性醛固酮增多症、绝经后及老年性骨质疏松症血清镁均下降。

(4)尿钙、磷、镁的测定:它们的测定结果是研究骨代谢的重要参数,通常测定包括 24 小时尿钙、磷、镁,空腹 24 小时尿钙、磷、镁及每克肌酐排出的尿钙、磷比值。该项检查受饮食、季节、日照、药物、疾病等影响因素较多,需严格限定条件再进行测定。老年性骨质疏松症尿钙、磷在正常范围,尿镁略低于正常范围。

(二)X 线检查

基层医院受检测仪器条件的限制,X 线仍不失为一种较易普及的检查骨质疏松症的方法。但该方法只能定性,不能定量,且不够灵敏,一般在骨量丢失 30% 以上时,X 线才能有阳性所见。表现为骨皮质变薄、骨小梁减少或消失、骨小梁的间隙增宽、骨结构模糊、椎体双凹变形或前缘塌陷呈楔形变等。

(三)骨矿密度测量

1.单光子吸收测定法(SPA)

利用骨组织对放射线的吸收与骨矿含量成正比的原理,以放射性同位素为光源,测定人体四肢骨的骨矿含量。一般常用部位为桡骨和尺骨中远 1/3 交界处,可测定骨矿含量(BMC, g/m),骨横径(BW, cm)骨密度(BMD, g/cm^3)及骨矿分布曲线。该法不能测定髋骨及中轴骨的骨宽度。该法在我国应用较多,已积累了很多老年人骨密度生理参考值及骨质疏松患病率的资料。该法设备简单，价格低廉，适于流行病学调查，但其精确性和重复性尚欠理想。

2.双能 X 线吸收测定法(DEXA)

通过 X 线束滤过式脉冲开头技术可获两种能量，即低能和高能光子峰。射线穿透身体之后，扫描系统将接收的信号传送到计算机进行数据处理，计算骨矿物质含量(BMC)、面积(AREA)、BMD。该仪器可测定全身任何部位的骨量，精确度可达到 0.62%～1.3%。对人体危害较小。如检测一个部位 DEXA 对人体放射剂量相当于一张胸像的 1/30，QCT 的 1%。此法较准确，重复性好，在我国各大城市已逐渐开展，在有条件的单位值得推广应用。

3.定量 CT(QCT)

可以选择性地评价皮质骨和松质骨骨量，但准确度及重复性稍差，受试者接受 X 线量较大，不易普及应用。

4.超声波(USA)

可测定骨密度和骨强度。与 DEXA 法相关性良好，该法操作简便、安全无害，价格便宜，值得推广。

退行性骨质疏松症有 30%～50%的病人无明显骨痛、肌痛或腰背痛等症状，生化指标变化又多不显著，因此，骨密度检测就成为诊断的重要客观依据。

四、治疗

(一)药物治疗

原发性 I 型骨质疏松症属高代谢型，是由于绝经后雌激素减少，使骨吸收亢进引起骨量丢失，因此应选用骨吸收抑制剂如雌激素、降钙素、钙制剂。原发性 II 型骨质疏松症，其病因是由于增龄老化所致调节激素失衡使骨形成低下，应用骨形成促进剂，如活性维生素 D、蛋白同化激素(苯丙酸诺龙)、钙制剂、氟化剂和维生素 K_2 等。

1.雌激素

雌激素是防治绝经后骨质疏松症的首选药物，有人认为单独使用有增加乳腺癌和子宫内膜癌的危险，建议同时使用一种孕激素如黄体酮可减低癌的发生率。雌激素对骨代谢的作用：降低 PTH 对骨吸收的作用；促进 CT 分泌，抑制破骨细胞功能；促进肾 1α-羟化酶活性，增加 1，25-$(OH)_2D_3$ 的生成，促进骨形成；直接作用于骨细胞，促进骨胶原和转化生长因子(TGFB)的生成，增加骨的新生。

(1)雌二醇 1～2 mg/d。

(2)己烯雌酚每晚 0.25 mg。

(3)复方雌激素 0.625 mg/d。

(4)尼尔雌醇半月 2 mg，3 个月后加服安宫黄体酮 10 mg/d，共 7 天。 如无出血，可延至 6 个月加服黄体酮一个疗程。尼尔雌醇对子宫内膜增殖作用不强。

(5)替勃龙(Tibolone，Livial®)含 7-甲异炔诺酮，它具有雌激素活性使骨量增加，又有孕激素活性，防止增加子宫内膜癌的危险；还可使三酰甘油显著下降，降低心血管病的发病率，每日 0.25 mg，连服 2 年。10%的使用者可有轻度子宫内膜增生。

雌激素的副作用：白带增多，乳房肿胀、子宫不规则出血，发生率约为10%，有报道女性激素可以提高乳癌、子宫癌的发生率，因此，应每半年进行一次有关检查。

2.降钙素(CT)

由甲状腺滤泡旁细胞分泌，是调节钙的三种(PTH、活性、维生素 D)主要激素之一。主要作用是抑制破骨细胞功能,活化 1α-羟化酶,促进 1，25-$(OH)_2D_3$合成，改善钙代谢，还有中枢性镇痛作用。一般在用药二周腰痛即可改善。一般主张同时补钙 600～1200 mg/d。若单独给 CT，使血浆钙下降，PTH 上升，反而增加骨吸收。若与维生素 D 及钙合用效果更好。

(1)猪降钙素：由甲状腺提取。40 U 肌内或皮下注射，2～3 次/周。骨痛可用 200 U，1 次/隔日，应用前须做过敏试验，1：1000 稀释液。

(2)依降钙素(Elcatonin，益钙宁)：为合成鳗鱼(腮后腺)CT，10 U 肌注，2 次/周，或 40 U，1 次/周。最大用量每日 100 U 肌注。对肿瘤、多发性骨髓瘤、乳癌、甲旁亢引起高钙血症、骨痛显著者，可用 40 U 肌注，2 次/日，2～3 周显效。

(3)鲑鱼降钙素注射液(Miacalcic,密钙息):一般用量为 10～20 U，2 次/周，皮下注射。现有鼻吸剂，每日 200～400 U，分多次鼻吸，吸收率 20%～ 30%，使用方便。急性胰腺炎可每次用 300 U 溶于生理盐水 500 ml 静脉滴注，连续 6 日，可抑制胰岛素的分泌并有消炎作用。

以上三种 CT 制剂比较，以密钙息作用最强，比猪 CT 强 20～200 倍，比鳗鱼 CT 强 10 倍，可能与半衰期长且不易灭活有关。

3.维生素 D

其作用是促进肠道钙的吸收，调节 PTH 分泌及骨细胞的分化。维生素 D 经肝、肾羟化后形成 1, 25-$(OH)_2D_3$ 为最终活性物质，直接参与骨矿代谢。老年人一般维生素 D 吸收代谢(羟化)功能下降，影响钙的吸收，必要时应适当补充。老年人每日维生素 D 摄取量为 400～800 U。

4.钙制剂

常用钙制剂分无机钙和有机钙两类：无机钙含钙高，作用快，但对胃刺激性大；有机钙含量低，吸收较好刺激性小。

5.双膦酸盐(简称 EHTP)

能抑制骨吸收，减少骨丢失，并有止痛作用。

6.异丙氧黄酮(依扑拉芬，Ipriflavone，CT-80，Osten®)

异丙氧黄酮是从牧草(紫苜蓿)中的有效成分类黄酮合成的非激素药物，该药具有直接抑制骨吸收的作用，还可协同雌激素促进 CT 分泌，调节钙的代谢，抑制破骨细胞的功能，从而减缓骨质疏松的进程。该药还有显著的镇痛作用，服药 4 周，对腰背痛的止痛效果达 70%，服药一年止痛效果达 97%。该药与雌激素合用可减少雌激素用量，提高疗效，是一种良好的雌激素增效剂。该药可长期口服，每次 200 mg，每日 3 次，饭后服。CT-80 的副作用发生率较低，多为食欲减退、恶心、呕吐、腹痛等。

(二)其他治疗方法

1.光线疗法

紫外线可促进维生素 D 的合成，增加骨矿含量，可以采用日光浴或人工紫外线照射。要注意保护头部、眼睛，不可过量照射。

2.高频电疗

如短波、超短波、微波具有止痛、改善循环的作用。

3.运动疗法

持之以恒可增加骨矿含量。

4.营养疗法

合理配膳，丰富钙、磷、维生素 D 及微量元素(锌、铜、锰)，蛋白适量，低钠。

五、护理

(一)健康教育

健康教育是投资最少效果最好的预防措施。利用舆论、媒体宣传骨质疏松症的起病原因、起病年龄、发病率、危害性和预防措施，让公众预先知晓、平时预防骨质疏松症，尽可能延缓和减轻骨质疏松症，减少骨折带来的个人痛苦、家庭负担、社会医疗保险的支付。

(二)骨营养饮食与药物补钙

中国居民膳食钙的推荐摄入量，18～50 岁成年人是 800 mg/d，孕妇随着早中晚期的不同，也是从 800～1200 mg 在递增，乳母应该达到 1200 mg/d，尤其是 50 岁以上的老人，不管是男是女都应该摄入钙 1000 mg/d。

纯牛奶约含钙 100 mg/100 mL，加入维生素 D 后吸收率较高，同时可提供优质的蛋白、维生素和微量元素，每天 1000 mL 牛奶有利于人改善整体的营养状况。若乳糖不耐受，可改用酸奶，可减少乳糖不耐受的发生。据报道，大豆异黄酮类物质有防止骨质疏松的作用。100 g 豆腐干可补充 200 mg 钙。另外，虾、海带、紫菜、海鱼含钙较丰富，坚果类的榛子、松子也含一定量的钙。

(三)晒太阳

维生素 D 是调节钙磷代谢的重要物质，缺乏维生素 D 的原因：①接触阳光少；②膳食摄入量不够；③人体的肾功能下降；④皮肤合成能力下降；⑤慢性疾病；⑥制动和长期卧床。

如果将胳膊和腿全部裸露在阳光下，一次 5～10 min，一周 2～3 次就能满足皮肤在紫外线作用下，维生素 D 转换成活性维生素 D_3，维生素 D_3 有调节钙磷代谢的作用。活性维生素 D_3 代谢物缺乏及维生素 D 抵抗伴代偿性 PTH 分泌增加是老年性骨质疏松的重要病因，故在冬季或只能卧床的老年人，补充活性维生素 D_3 是必需的。

第八章　风湿性疾病病人的护理

风湿性疾病(rheumatic disease)简称风湿病，是指影响骨、关节及其周围组织，如肌肉、肌腱、滑膜、韧带等以内科治疗为主的一组疾病。弥漫性结缔组织病(diffuse connective tissue disease)简称结缔组织病，是风湿病中的一大类，除了具有风湿病的肌肉关节病变外，其特点是以血管和结缔组织的慢性炎症为病理基础，可引起多器官多系统损害。风湿(rheumatism)一词是指关节、关节周围软组织、肌肉、骨出现的慢性疼痛。风湿病病因复杂，主要与感染、免疫、代谢、内分泌、环境、遗传、肿瘤等因素有关。风湿病是一类涉及多学科、多系统的疾病，由于许多新的疾病不断被认识，风湿病的概念范畴也不断有新的改变和调整。目前，根据其发病机制、病理及临床特点分为以下几类。

(1)弥漫性结缔组织病：如类风湿性关节炎、系统性红斑狼疮、多发性肌炎和皮肌炎、原发性干燥综合征、系统性硬化病和血管炎等。

(2)脊柱关节病：如强直性脊柱炎、银屑病关节炎、炎症性肠病关节炎和雷特(Reiter)综合征等。

(3)退行性变：包括原发性和继发性，如骨性关节炎。

(4)晶体性关节炎：如痛风、假性痛风等。

(5)感染因子相关性疾病：如反应性关节炎、风湿热、腱鞘炎及精囊炎等。

(6)其他：如纤维肌痛、周期性风湿、骨质疏松症等。

其主要临床表现是关节疼痛、肿胀、活动障碍和皮肤受损，部分病人发生脏器功能损害，其临床特点为：①发作与缓解相交替的慢性病程，由于多次发作可造成严重损害；②病变累及多个系统；③同一疾病其临床表现和预后个体差异很大；④免疫学异常或生化改变；⑤对糖皮质激素的治疗有一定的反应，治疗效果有较大的个体差异。

第一节　风湿性疾病病人护理常规

(1)一般病人可不住院治疗，但应注意休息，避免疲劳。重症或病情危重者需住院治疗并绝对卧床休息。

(2)饮食上需要高维生素、高蛋白饮食。吞咽困难时给予流质。若口服用药时，应将药物研成粉末再口服。

(3)创造一个良好的休息环境，保证充足的睡眠，注意环境温度，保暖，避免着凉，鼓励病人活动肢体及定时帮助翻身。

(4)密切观察病人皮肤、关节和内脏功能的改变，如有内脏和器官损害者应立即报告医师处理。

(5)积极配合医师做好本系统常用辅助检查的护理。

(6)重视病人的心理护理，消除恐惧心理和悲观、失望情绪，鼓励病人树立战胜疾病的信心，关心和爱护都是治疗的重要环节。

(7)应用糖皮质激素者，观察有无药物不良反应。同时也要严密观察其他药物的毒性反应和副作用。

(8)向病人和家属介绍疾病的发生和发展的基本知识，积极配合医师治疗，预防疾病的复发和(或)加重。

第二节　风湿性疾病病人常见症状和体征的护理

一、关节疼痛与肿胀

关节疼痛常是风湿病关节受累的首发症状，也是风湿病病人就诊的主要原因。不同疾病关节疼痛的部位和性质有所区别，如：类风湿关节炎(RA)、系统性红斑狼疮(SLE)、系统性硬化病、强直性脊柱炎、风湿热、痛风等。疼痛的关节均可有肿胀和压痛，多由关节腔积液或滑膜肥厚所致，是滑膜炎或周围组织的体征。

(一)一般护理

1.休息与体位：在炎症的急性期，关节肿胀伴体温升高时，应卧床休息。帮助病人采取舒适的体位，尽可能保持关节的功能位置，必要时给予石膏托、小夹板固定。避免疼痛部位受压，可用支架支起床上盖被。帮助完成进食、排便、洗漱、翻身等日常活动。

2.居住环境：环境不能过于安静，也不能过于杂乱、吵闹。

(二)协助病人减轻疼痛

采取止痛措施：①非药物性止痛措施，如松弛术、皮肤刺激疗法(冷、热敷、加压、震动等)、分散注意力，也可根据病情使用蜡疗、水疗、磁疗、超短波、红外线等治疗，还可按摩肌肉、活动关节，以防治肌肉挛缩和关节活动障碍；②遵医嘱用药止痛，常用的非类固醇消炎药有布洛芬、萘普生、阿司匹林、吲哚美辛等，告诉病人按医嘱服药的重要性和有关药物的不良反应。

(三)心理护理

1.心理支持

鼓励病人说出自身感受，针对病人的病情，与病人一起分析产生焦虑的原因，并对其焦虑程度做出评估。护理人员应与病人建立良好的护患关系，在协助病人认识其本身焦虑的同时，向病人委婉说明焦虑对身体状况可能产生的不良影响，要注意帮助病人提高解决问题的能力；劝导病人亲属多给予关心、理解，使病人获得良好的心理支持。

2.应用放松术

采用缓解焦虑的技术教会病人及家属使用减轻焦虑的措施，如听音乐、香味疗法、放松训练、指导式想象、按摩等。

3.注意观察

病情观察及安全保护观察病人的精神状态是否正常，加强护理，做好安全防护和急救准备，防止发生自伤和外伤等意外。

二、关节僵硬与活动受限

关节僵硬是指病人病变的关节在晨起以前，或病人没有活动的一段静止时间内，当开始活动时出现的一种关节局部不适、不灵便感，又称为晨僵。晨僵是判断滑膜关节炎症活动的客观标志，其持续时间长短与炎症的严重程度相一致。早期关节活动受限主要由肿胀、疼痛引起，晚期则主要由于关节骨质破坏、纤维骨质粘连和关节半脱位引起，此时关节活动严重障碍，最终导致功能丧失。晨僵以 RA 最为典型，可持续数小时。

（一）一般护理

根据病人活动受限的程度，协助病人洗漱、进食、大小便及个人卫生等，将经常使用的物品放在病人健侧手容易触及的地方，鼓励病人使用健侧手臂从事自我照顾的活动，尽可能帮助病人恢复生活自理能力。

（二）休息与锻炼

夜间睡眠时注意对病变关节保暖，预防晨僵。关节肿痛时，限制活动。急性期后，鼓励病人坚持每天定时进行被动和主动的全关节活动锻炼，并逐步从主动的全关节活动锻炼过渡到功能性的活动，以恢复关节功能，加强肌肉的力量与耐力。活动量以病人能够忍受为限度，如活动后出现疼痛或不适持续 2 小时以上，应减少活动量。活动前先进行理疗可改善局部血液循环，使肌肉松弛，并有止痛效果，有利于锻炼。理疗方法有：热水袋、红外线、激光、推拿、按摩等。

（三）训练病人自理

评估病人日常生活能力及疾病对生活的影响，制订合适的措施及训练方法，必要时给予帮助或提供适当的辅助工具，如拐杖、助行器、轮椅等，并教给病人个人安全的注意事项，指导病人及家属正确使用辅助性器材，使病人既能避免长时间不活动而致关节僵硬而影响功能，又能在活动时掌握安全措施，避免损伤。

(四)心理护理

帮助病人接受活动受限的事实，强调自身仍有的活动能力。允许病人以自己的速度完成工作，并在活动中予以鼓励，强调正面效应，以增进病人自我照顾的能力和信心。鼓励病人表达自己的感受，并注意疏导、理解、支持和关心病人。

三、皮肤受损

风湿病常见的皮损有皮疹、红斑、水肿、溃疡等，多由血管炎性反应引起。类风湿性血管疾病发生在皮肤，可见到棕色皮疹，甲床有瘀点或瘀斑；发生在眼部可引起巩膜炎、虹膜炎和视网膜炎。类风湿结节是类风湿关节炎较特异的皮肤表现，多位于前臂伸面、肘鹰嘴附近、枕、跟腱等关节隆突部及受压部位的皮下；结节呈对称分布，质硬无压痛，大小不一，直径数毫米至数厘米不等。系统性红斑狼疮病人皮肤损害表现多种多样，最具特征性的皮肤损害为面部蝶形红斑，口腔、鼻黏膜受损可表现为溃疡或糜烂。皮肌炎皮损为对称性眼睑、眼眶周围等紫红色斑疹及实质性水肿。还应注意有无雷诺现象。

(一)护理目标

病人受损皮肤面积缩小或完全修复；外周血管灌注量得到改善，手指和足趾颜色正常。

(二)护理措施

1.皮肤完整性受损
(1)饮食护理：鼓励摄入足够的营养和水分，给予足量的蛋白质、维生素等，以维持正氮平衡，满足组织修复的需要。

(2)皮肤护理：除常规的皮肤护理、预防压疮措施外，应注意：①有皮疹、红斑或光敏感者，指导病人外出时采取遮阳措施，忌日光浴。皮疹或红斑处可遵医嘱用抗生素治疗，做好局部清创换药处理；②避免接触刺激性物品，如染发烫发剂、碱性肥皂等；③避免服用诱发本系统疾病的药物，如普鲁卡因胺、肼屈嗪等。

(3)用药护理：遵医嘱使用药物治疗，并注意观察药效和不良反应。

2.外周血管灌注量改变

(1)避免引起血管收缩的因素，指导病人：①在寒冷的天气，尽量减少户外活动或工作，外出要注意保暖；②平时注意肢体末梢保暖，勿用冷水洗手洗脚；③避免吸烟、饮咖啡；④保持较好的心态，避免情绪激动。

(2)病情观察：观察雷诺现象发生的频率、持续时间及诱发因素。肢体末梢有无发冷、感觉异常，皮肤有无苍白、发绀等。

(3)用药护理：针对微循环异常可遵医嘱给予血管扩张药和抗血小板药，如硝苯地平、地巴唑、山莨菪碱或低分子右旋糖酐等。肢端血管痉挛引起皮肤苍白、疼痛时，可局部涂硝酸甘油膏，以扩张血管，改善血液循环，缓解症状。

第三节　系统性红斑狼疮病人的护理

系统性红斑狼疮(systemic lupus erythematosus，SLE)是一种累及全身多系统、多器官的慢性自身免疫性疾病。SLE 病人血清具有以抗核抗体为主的大量不同的自身抗体。其病因复杂，病情反复发作，病程迁延，临床上主要表现为皮肤、关节、内脏等器官的损害。

一、临床表现

SLE 临床表现复杂多变，早期仅侵犯 1～2 个器官，因此表现不典型，容易误诊。以后可侵犯多个器官，大多数病人呈缓解与发作交替过程。阳光照射感染、妊娠、分娩、药物等为常见诱发因素。

1.全身表现

SLE 病人在早期或活动期多表现有非特异性的全身症状，有90%的病人在病程中出现发热，尤以长期低、中度发热为常见。此外，疲倦、乏力、体重减轻亦颇多见。

2.皮肤与黏膜

80%病人有皮肤损害，常于皮肤暴露部位出现对称性皮疹，约40%病人面部有蝶形红斑，为鲜红或紫红色，偶可表现为盘形红斑。红斑上毛细血管明显扩张，有鳞屑，去掉鳞屑后可见毛囊口扩大，缓解时红斑可消退，留有棕黑色色素沉着。也可在手掌大小鱼际肌部位的皮肤、指端及甲周出现红斑、紫癜、网状瘀斑。约30%病人出现口腔溃疡，溃疡浅，可有轻微疼痛。40%病人有脱发。少数病人表现为遇冷后对称性指(趾)端苍白，发绀和潮红等肢端小动脉痉挛，称雷诺现象。在日光暴晒或紫外线照射下常使病情加重或复发，称光敏感。

3.关节与肌肉

约85%的病人出现关节受累，大多表现为关节痛，部分可伴有关节炎，最常见于指、腕、膝关节，伴红肿者少见。偶有指关节畸形。约40%可有肌痛，5%可有肌炎。

4.肾

几乎所有的病例均有肾组织的病理变化，但有临床表现者为75%，狼疮性肾炎以慢性肾炎和肾病综合征最常见。早期多表现为无症状的尿异常，随着病程的发展，病人可出现大量蛋白尿、血尿(肉眼或显微镜下)、各种管型尿、氮质血症、水肿和高血压等，晚期发生尿毒症，是 SLE 死亡的常见原因。

5.心血管

约30%病人有心血管表现，其中以心包炎最常见，可为纤维素性心包炎或心包积液。约10%病人有心肌炎，可有气促、心前区不适、心律失常，心电图有助于诊断，严重者可发生心力衰竭而死亡。约10%病人可发生周围血管病变，如血栓性静脉炎等。

6.肺与胸膜

10%病人可有狼疮性肺炎，表现为发热、干咳、气促，肺部 X 线可见片状浸润阴影。少数病人可有肺间质纤维化，1/3 的病人可有单侧或双侧胸膜炎。

7.消化道

约 30%病人可有食欲缺乏、呕吐、腹痛、腹泻、腹水等。少数病人可有各种急腹症发作，如急性腹膜炎、急性胰腺炎、胃肠炎等，常是 SLE 发作的讯号。40%的病人有血清转氨酶升高，肝脏不一定增大。

8.神经系统

可累及神经系统任何部位，但以中枢神经系统尤其是脑最为多见。病人表现为头痛、呕吐、偏瘫、癫痫、意识障碍；或为幻觉、妄想、猜疑等精神障碍症状。凡有中枢神经系统症状者表示病情活动且严重，往往预后不良。

9.其他

约 40 病人可有慢性贫血，属正细胞正色素性贫血，少数病人因血小板减少可发生各种出血。约 20%病人有无痛性轻、中度淋巴结肿大。约 15%病人脾大。

二、护理措施

（一）一般护理

（1）活动期卧床休息，缓解期可适当活动，避免劳累和诱发因素。给予高糖、高蛋白和高维生素饮食，少量多餐，宜软食，忌食芹菜、无花果、蘑菇、烟熏食物及辛辣等刺激性食物，以促进溃疡愈合和减少口腔黏膜损伤和疼痛。给予有肾功能不全者低盐、优质低蛋白饮食，限制水钠摄入。

（2）加强病房的清洁卫生、指导病人养成良好的卫生习惯，减少感染的机会，注意锻炼身体，增强机体抵抗力；密切观察病人的变化，即使有轻微感染的迹象，也应予以重视。

（二）病情观察

定时测量生命体征、体重；观察水肿的程度，尿量、尿色、尿液检查结果的变化；监测血清电解质、血肌酐、血尿素氮的改变；做好皮肤及疼痛的护理。

（三）用药护理

（1）非甾体类抗炎药：本类药物应在饭后服用，同时服用胃黏膜保护剂（如硫糖铝）、H_2受体拮抗剂（如雷尼替丁，法莫替丁）等可减轻胃黏膜损伤。久用此类药物常可出现肝肾毒性、抗凝血作用以及皮疹等，应注意观察，及早发现并处理。

（2）肾上腺糖皮质激素：应用本药后能迅速缓解症状，但可能出现机会感染、无菌性骨坏死等，常见的不良反应有满月脸、水牛背、血压升高、血糖升高、加重或引起消化性溃疡。在服药期间应给予低盐，高蛋白，含钾、钙丰富的饮食。定期测量血压，观测血糖、尿糖变化，做好皮肤和口腔护理，注意病人情绪变化。强调按医嘱服药的必要性，不能自行停药或减量过快，以免引起病情"反跳"。

（3）细胞毒性药物：CTX常见不良反应有胃肠道反应、脱发、肝损害、白细胞减少、出血性膀胱炎等，尤其是血白细胞减少，当血白细胞少于$3\times10^9/L$时，应暂停使用。用药期间应鼓励病人多饮水，观察尿液颜色变化，及早发现膀胱出血情况。有脱发者，鼓励病人戴假发，以增强自尊，并做好心理护理。

（4）氯喹衍生物：排泄缓慢，长期应用在体内蓄积，可引起视网膜退行性病变，宜定期做眼底检查，预防眼部病变。

（5）雷公藤总甙：可致停经、肝损害、胃肠道反应、白细胞减少等，要细致观察监测。

（四）对症护理

（1）皮肤的护理：嘱病人勿晒太阳，外出穿长袖衣裤，病床应安排在没有阳光直射的地方。忌用对皮肤有刺激作用的物品，如染发剂、化妆品等。避免使用诱发本病的药物，如普鲁卡因胺、磺胺类药等。

对口腔黏膜改变，宜保持口腔清洁，晨起、睡前和进餐前后用消毒液漱口，有口腔黏膜溃疡者可用冰硼散或锡类散涂敷溃疡部，可促进愈合。对合并口腔感染者，遵医嘱局部使用抗生素。

(2)减轻或消除疼痛：关节肿痛者应卧床休息，减少活动，平躺硬床，保持关节功能位。遵医嘱使用消炎镇痛药，应告诉病人服药的必要性和药物不良反应及预防方法，并评估药物止痛效果。局部可做热敷、温水浴或做微波、红外线、超短波等理疗，按摩肌肉、活动关节。指导病人分散注意力，如适当娱乐、听音乐、放松术等，以减轻疼痛和焦虑情绪。

(3)肾损害的护理：应嘱有肾功能不全者卧床休息，给予低盐、优质低蛋白饮食，限制水、钠摄入，避免使用肾毒性的药物，以免加重肾功能损伤。

(五)心理护理

由于病人对病情不甚了解，容易产生一些情绪变化，加之病情反复发作、迁延不愈，病人常有悲观情绪，对治疗失去信心。护理人员要有同情心，应向病人解释病情，给予安慰、疏导，耐心解答问题，帮助病人消除紧张情绪，以良好的心态配合治疗，增强病人战胜疾病的决心，如指导病人使用放松术、深呼吸、听音乐等，以分散其注意力，减轻焦虑的症状。

第四节　类风湿关节炎病人的护理

类风湿关节炎(rheumatoid arthritis，RA)是一种主要累及周围关节的多系统炎症性的自身免疫性疾病。其特征为对称性、周围性多个关节慢性炎症病变，临床表现为受累关节疼痛、肿胀、功能下降，病变呈持续性、反复发作过程。当炎症破坏软骨和骨质时，出现关节畸形和功能障碍，可伴有关节外系统性损害。

RA在世界各地均有发病，但各个国家和地区的患病率不同。我国的患病率为0.32%～0.36%，本病可发生于任何年龄，以35～50岁为发病高峰。女性高于男性 2～3 倍。

一、临床表现

大部分病人起病缓慢，在出现明显的关节症状前可有低热、乏力、全身不适等症状。少数人起病较急，在数天内出现多个关节症状。

(一)关节表现

主要是侵犯小关节，尤其是手关节，如腕、掌指和近端指间关节，其次是趾、膝、踝、肘、肩等关节。此外，颞颌关节和颈椎关节也可累及，表现为以下几方面。

1.晨僵

指病变的关节在夜间静止不动后出现较长时间(至少 1 小时)的僵硬，如胶粘着样感觉。晨僵持续时间与关节炎症状程度成正比，95%以上的病人都会出现晨僵，它是观察本病活动的指标之一。

2.痛与压痛

关节痛往往是最早的关节症状，多呈对称性、持续性疼痛，早期常为游走性疼痛，以后固定于数个关节，但时轻时重，并伴有压痛。

3.关节肿

多因关节腔内积液或关节周围软组织炎症引起。病程长者可因滑膜慢性炎症后的肥厚引起肿胀。凡受累的关节均可肿胀、呈对称性。关节炎性肿大而附近肌肉萎缩，关节呈梭形，称梭状指。

4.畸形

多见于晚期病人。因滑膜炎的绒毛破坏了软骨和软骨下的骨质结构，造成关节纤维性或骨性强直，加之关节周围的肌腱、韧带损害使关节不能保持正常位置，出现手指关节半脱位如手指的尺侧偏斜、屈曲畸形、天鹅颈样畸形等。关节周围的肌肉萎缩、痉挛使畸形更严重。

5.功能障碍

关节肿痛和结构破坏都会引起关节的活动障碍。美国风湿病学会将因本病而影响了生活的程度分为四级。Ⅰ级：能照常进行日常生活和各项工作。Ⅱ级：可进行一般的日常生活和某种职业工作，但对参与其他项目活动受限。Ⅲ级：可进行一般的日常生活，但对参与某种职业工作或其他项目活动受限。Ⅳ级：日常生活的自理和参与工作的能力均受限。

（二）关节外表现

1.类风湿结节

类风湿结节是本病特异的皮肤表现，出现在20%～30%的病人。多位于关节隆突部及受压部位的皮下，如前臂伸面、肘鹰嘴突附近、枕、跟腱等处。其大小不一，结节直径数毫米至数厘米不等，质硬、无压痛、呈对称性分布。它的存在表示本病的活动。

2.类风湿血管炎

可出现在病人的任一系统。表现为甲床或指端小血管炎，少数病人发生局部缺血性坏死。侵犯肺部可出现胸膜炎、肺间质性病变。心脏受累常见的是心包炎，冠状动脉炎可引起心肌梗死。神经系统受损可出现脊髓受压症、周围神经炎的表现。眼部病变可出现巩膜炎、结膜炎等。

3.其他

30%～40%病人出现干燥综合征。RA伴有脾大、中性粒细胞减少，有的甚至出现贫血和血小板减少，称弗尔他(Felty)综合征。部分病人出现小细胞低色素性贫血，贫血系因病变本身或因服用非甾体类药而造成胃肠道长期少量出血所致。

二、护理措施

（一）一般护理

1.饮食护理

宜给予足量的蛋白质、高维生素、营养丰富的饮食，有贫血者增加含铁食物。饮食宜清淡、易消化，忌辛辣、刺激性食物。

2.休息与体位

急性活动期，除关节疼痛外，常伴有发热、乏力等症状，应卧床休息，以减少体力消耗，保护关节功能，避免脏器受损。应平躺硬床，限制受累关节活动，保持关节功能位，如膝下放一平枕，使膝关节保持伸直位，足下放置护足板，避免垂足，但不宜绝对卧床。

(二)对症护理

1.晨僵的护理

嘱病人夜间睡眠时应注意受累关节的保暖，早晨起床后温水浴或用热水浸泡僵硬的关节，而后活动关节。晨僵持续时间长且疼痛明显者，可服用消炎镇痛药。

2.关节肿痛的护理

病人关节肿痛明显时应卧床休息，尽可能保持关节的功能位，并避免疼痛部位受压。根据病情使用热敷、水疗、超短波、红外线等治疗，也可按摩肌肉，活动关节。必要时遵医嘱应用消炎镇痛药。

3.预防关节废用 症状基本控制后，应鼓励病人加强关节功能锻炼，可由被动向主动渐进，如手部抓握、提举，肢体屈伸等，同时配合理疗、按摩，以增加局部血液循环，松弛肌肉，活络关节，防止关节废用。

(三)用药护理

指导病人遵医嘱用药，不可随意增减剂量或停药。抗风湿药大多有胃肠道反应，应告知病人可在饭后服用，必要时使用保护胃黏膜的药物，同时也应注意药物的其他不良反应。非甾体抗炎药久用还可出现肾间质损害；抗风湿药应用时应密切注意其严重的不良反应，如骨髓抑制及肝、肾功能损害等。糖皮质激素长期应用可有很多不良反应，如向心性肥胖、高血压、精神兴奋、消化性溃疡及诱发或加重感染。

(四)心理护理

(1)病人因病情反复发作、顽固的关节疼痛、疗效不佳等原因，常表现情绪低落，应理解关心病人，帮助病人认识不良心态会对治疗产生的不利影响，只要积极配合治疗，病情大多能得到有效的控制，增强病人战胜疾病的信心。

(2)动员病人参加一些集体活动或娱乐活动，使生活充实。此外还应争取家庭社会的心理支持，促进病人情绪的稳定，有利于疾病的治疗。

(3)对已经关节致残的病人，要鼓励病人发挥健康肢体的作用，尽量做到生活自理或参加力所能及的工作，体现生存的价值。

第九章　神经系统疾病病人的护理

　　神经系统可分为周围神经系统和中枢神经系统两大部分，前者主管传递神经冲动，后者主管分析综合内外环境传来的信息。按神经系统功能的不同，又可分为主要调节人体适应外界环境变化的躯体神经系统和主要调节系统器官的自主神经系统。神经系统疾病是指神经系统和骨骼肌由于炎症、血管病变、肿瘤、变性、先天发育异常、遗传、免疫反应、营养代谢障碍、中毒、创伤等致病因素，引起脑、脊髓和周围神经的损害。神经系统疾病的特点是发病率高、死亡率高、致残率高，严重威胁人民群众的生存和生活质量。神经系统受损后，临床可出现相应的意识、运动、感觉、反射、自主神经及高级神经活动等功能障碍。严重神经损害可使病人生活不能自理，有的不能翻身、不能咳嗽、不能吞咽，甚至不能大小便等，最低的生理要求亦得不到满足。此外又由于神经系统疾病病人抵抗力差，极易发生肺部感染、压疮、尿道感染等并发症状，这些并发症状又可加重病情，延长病程，直接影响治疗效果，影响病人康复。因此深入细致地做好神经系统疾病病人的护理工作，是关系到病人生理、心理是否能够保持在康复的最佳状态的很重要的因素。其护理的关键措施在于：①了解神经系统疾病病人的心理特点，加强和重视心理护理；②密切观察病情的动态变化，抓住抢救和治疗病人的有利时机，采取及时相应的措施；③加强基础护理，预防各种并发症；④病情一旦稳定，应尽早进行合理的功能锻炼，从而恢复机体功能及生活自理能力，重返家庭和社会。

第一节　神经系统疾病病人护理常规

1.休息与体位

一般病人卧床休息，病情危重者绝对卧床休息，慢性退行性疾病病人应鼓励下床做轻微活动，意识障碍、呼吸道分泌物增多不易咳出者取头高脚低卧位，头偏向一侧。

2.饮食营养

给予营养丰富的饮食，增加新鲜蔬菜及水果，以利大便通畅。轻度吞咽障碍者宜吃半流质，进食要慢以防呛咳。吞咽困难者给予鼻饲或中心静脉营养支持。高热及泌尿系感染者鼓励多饮水。

3.观察病情

密切观察意识、瞳孔、体温、脉搏、呼吸、血压、肢体活动变化，以及有无抽搐等，如有变化随时通知医师。

4.危重病人

病情危重者做好重症护理及出入液量的记录。备好有关的急救器械和药物，并保持性能良好，呈备用状态。

5.安全护理

意识障碍、偏瘫症状、癫痫发作者加床挡防止坠床。对于视力障碍、瘫痪、认知障碍、年老者等应防止碰伤、烫伤、跌伤和走失，不要远离病房或单独外出。

6.排泄护理

尿潴留者给予留置导尿，定期做膀胱功能训练。尿失禁者保持会阴部及尿道口清洁，勤换尿垫和床单。大便失禁者及时清除排泄物，保护肛周皮肤。保持大便通畅。

7.基础护理

室内定时通风换气，保持湿度、温度适宜。注意口腔、皮肤、会阴部的清洁。协助病人饭前便后洗手，定时洗澡剪指甲，洗脚、洗头、理发等。

8.瘫痪病人的护理

保持良好肢体位置，各个关节防止过伸和过展。定时进行体位变换，鼓励主动运动，预防肌肉萎缩及肢体挛缩畸形。

9.心理护理

鼓励病人树立战胜疾病的信心，积极配合医疗和护理。

10.药物护理

指导病人正确、按时服药。

11.健康指导

向病人及家属介绍家庭护理技术和巩固疗效、预防复发的注意事项。

第二节　神经系统疾病病人常见症状和体征的护理

一、头痛

头痛(headache)指额部、顶部、枕部和颞部的疼痛，由各种原因刺激颅内外的疼痛敏感结构所引起，为临床常见的症状。颅内的血管、神经和脑膜以及颅外的骨膜、血管、头皮、颈肌、韧带等均为疼痛的敏感结构。这些敏感结构受挤压、牵拉、移位、炎症、血管的扩张或痉挛、肌肉的紧张性收缩等均可引起头痛。头痛大多无特异性，但反复发作或持续的头痛可能是某些器质性疾病的信号，应认真检查，及时治疗。

（一）分类及临床表现

1.偏头痛

偏头痛是一种常见的头痛类型，由颅内外血管收缩与舒张功能障碍引起。多为一侧颞部搏动性疼痛，亦可为双侧疼痛或一侧疼痛发展为双侧疼痛。典型偏头痛在头痛发作前先有视觉症状，表现为视物模糊、眼前闪光、暗点，甚至有的病人可描述为眼前出现锯齿状视物缺损等视觉先兆，服止痛片或经休息、睡眠后头痛缓解，病人多有偏头痛家族史。

2.颅内高压性头痛

颅内肿瘤、血肿、囊肿、脓肿等占位性病变使颅内压增高，刺激、挤压颅内血管、神经及脑膜等疼痛敏感结构而出现头痛，常可致持续性整个头部的胀痛，阵发性加剧，并伴有喷射性呕吐和视力障碍。

3.颅外局部因素所致头痛

此种头痛可以是急性发作，也可以是慢性持续性头痛。

(1)眼源性头痛：因青光眼、虹膜炎、视神经炎、眶内肿瘤等眼部疾病以及屈光不正而引起头痛，常位于眼眶周围及前额，一旦眼部疾病治愈，头痛也将缓解。

(2)耳源性头痛：急性中耳炎、外耳道疖肿、乳突炎等引起，表现为单侧颞部持续性或搏动性头痛，常伴有乳突压痛。

(3)鼻源性头痛：鼻窦炎常引起前额部头痛，可伴有发热、鼻腔脓性分泌物等。

4.紧张性头痛

亦称神经性和精神性头痛，其疼痛部位不固定，多表现为持续性闷痛、胀痛，常伴有心悸、多梦、失眠、记忆减退、注意力不集中等。

(二)护理措施

1.一般护理

(1)病室内环境应安静，减少声、光刺激。保持舒适的体位休息，一般非器质性头痛在休息或睡眠后可减轻或消失；器质性头痛病人绝对卧床，头部少活动，以免病情加重；颅内压增高的病人，床头抬高15°～30°，头偏向一侧，以防误吸呕吐物发生窒息。

(2)给予高营养、高维生素、易消化、高纤维素的食物，保持大便通畅，嘱病人勿用力屏气排便，以防止颅内压增高。排便困难者可给开塞露。

2.病情观察

观察病人头痛性质、部位、时间、频率、强度，了解病人头痛的原因，以及是否伴有其他症状和体征。老年人注意血压的变化，如头痛伴有呕吐、视力下降、意识变化、肢体抽搐或瘫痪等多为器质性头痛，应及时与医师联系，针对病因进行处理。

3.对症护理

与病人讨论减轻头痛的方法，例如精神放松、听轻音乐或指导式想象；气功疗法，使全身肌肉放松；皮肤刺激疗法，如冷敷或热敷。另外理疗、按摩、加压等方法均可减轻头痛。如偏头痛可用手指压迫颈总动脉或单侧头部动脉等，可短暂地控制血管的扩张而缓解头痛；脑血管扩张引起的头痛可用头部冷敷缓解疼痛；肌肉紧张所致的头痛，可采用热敷、按摩以缓解肌肉痉挛；脑出血病人可头部降温，以减少脑组织的耗氧量，减轻脑水肿，保护脑组织细胞。向病人解释头痛的原因及引起或加重头痛的诱因，如情绪紧张、饥饿、失眠、噪声、强光和气候的变化，偏头痛病人吃奶酪、熏鱼、酒类、巧克力也可诱发头痛，女性病人服避孕药也可加重头痛，使病人学会避免各种诱因。

4.用药护理

指导病人合理使用镇痛药。告知药物作用、用药方法，让病人了解药物的依赖性和成隐性的特点及长期用药的不良反应。

5.心理护理

病人因长期反复发作头痛，可有焦虑、紧张的情绪，医护人员应及时向病人解释头痛的原因与治疗护理措施，寻找并减少诱因，消除紧张情绪，要主动关怀病人，理解病人的痛苦，鼓励病人树立信心，积极配合各种治疗。

二、意识障碍

意识是指机体对自身和周围环境的刺激所作出应答反应的能力，包括定向力、感知力、注意力、记忆力、思维、情感和行为等。意识障碍(disorders of consciousness)是指人对外界环境刺激缺乏反应的一种精神状态。任何病因引起的大脑皮质、皮质下结构、脑干网状上行激活系统等部位的损害或功能抑制，均可出现意识障碍。临床上通过病人的言语反应、对针刺的痛觉反应、瞳孔对光反射、吞咽反射、角膜反射等来判断意识障碍的程度。意识障碍根据严重程度可分为：嗜睡、意识模糊、昏睡、昏迷(浅昏迷和深昏迷)。

引起意识障碍的常见病因如下。

(1)颅内疾病：主要包括中枢神经系统炎症，如脑炎、脑膜炎，以及脑血管性疾病如脑出血、脑梗死等，颅内占位性病变如脑肿瘤等。

(2)全身感染性疾病：如败血症、中毒性肺炎等。

(3)心血管疾病：如高血压脑病、肺性脑病等。

(4)代谢性疾病：如糖尿病酮症酸中毒、肝昏迷、尿毒症等。

(5)中毒性疾病：如安眠药中毒、一氧化碳中毒等。

(一)护理目标

病人意识障碍无加重或神志清楚，未发生压疮、感染及其他并发症。

(二)护理措施

1.一般护理

(1)日常生活护理，采取安全防护措施以防损伤。保持床单整洁、干燥，定时给予翻身、拍背，并按摩骨突受压部位，防止压疮。做好大小便的护理，保持会阴部皮肤清洁。注意口腔卫生，不能自口进食者应每日口腔护理2～3次。对躁动不安的病人可使用约束带，病床安装护栏，以防坠伤。昏迷病人头偏向一侧，防止呕吐物误吸入呼吸道，病人肩下稍垫高，使颈部伸展，防止舌后坠阻塞气道。慎用热水袋，防止烫伤。

(2)给予高维生素、高热量饮食，补充足够的水分，鼻饲者应定时喂食，保证足够的营养。

2.病情观察

严密观察病人生命体征、瞳孔和角膜反射的变化，评估病人意识障碍的类型和程度，并及时记录观察结果，作为分析病情和调整护理措施的依据。

3.对症护理

根据不同的意识障碍程度，进行相应的意识恢复的训练。如意识模糊病人，纠正其错误概念或定向错误、辨色错误、计算错误，提供他所熟悉的物品(如照片等)，帮助病人恢复记忆；对嗜睡病人避免各种精神刺激。

三、言语障碍

言语是人类大脑所特有的功能，是交流思想的重要工具。言语障碍可分失语和构音障碍。由于大脑皮质言语功能区病损使其说话、听话、阅读和书写能力残缺或丧失称为失语。由于发音肌肉的瘫痪、共济失调或肌张力增高所引起者为构音障碍。

1.失语症

为后天获得性的对各种语言符号（口语、文字、手语等）的认识能力的受损或丧失。可分为以下 6 种。①Broca 失语，又称运动性失语或表达性失语，以口语表达障碍最为突出，表现为讲话费力，发音、语调障碍等。常用错词，对别人的语言能理解，对书写的词语、句子也能理解，但读出来有困难。常伴有右上肢为主的轻瘫。②Wernicke 失语，又称感觉性失语或听觉性失语，以口语理解严重障碍为突出特点，表现为语量多、讲话不费力、发音不清晰、语调正常，但内容不正常，病人对别人和自己讲的话均不能理解。多存在视野缺损。③命名性失语，又称遗忘性失语。病人称呼物件及人名的能力丧失，但能说出该物件的用途及如何使用。别人提示名称时，能辨别是否正确。④完全性失语，又称混合性失语。特点是所有语言功能均严重障碍，口语表达障碍可表现为哑和刻板性语言（只能发出无意义的吗、吧、哒等声音），预后差。⑤失写，为书写不能。病人手部肌肉无瘫痪，但不能书写或写出的句子有遗漏错误，抄写能力仍保存。⑥失读，病人无失明，但对视觉性符号的认识能力丧失，因此不识词句、图画，常与失写同时存在。

2.构音障碍

构音障碍为发音含糊不清而用词正确，与发音清楚、用词不正确的失语不同，一种纯语言障碍，表现为发声困难、发音不清，音调及语速异常。由于发音器官神经肌肉病变导致运动不能或不协调，使言语形成障碍，见于上、下运动神经元病变所致的延髓性麻痹、小脑病变、帕金森病及肌肉疾病，如肌营养不良症、重症肌无力等。

（一）护理目标

能说简单的句子，言语障碍有所减轻；能有效地进行交流。

（二）护理措施

（1）观察病人发音、发声、音调及语速、言语交流、理解、阅读及书写能力，做到能预料病人的问题并能够解决和答复。

（2）体贴关心，尊重病人，避免挫伤病人自尊心的言行。给病人列举治疗较好的病例，树立战胜疾病的信心，避免出现悲观失望的情绪。

（3）与病人、家属及参与语言康复训练的医护人员共同制订言语康复计划，多与病人交谈，缓慢而清楚地解释每一个问题，直至病人理解为止；对不能很好地理解语言的病人，配以手势或实物一起交谈，通过语言与逻辑性的结合，训练病人理解语言的能力。对说话有困难的病人可以借书写方式来表达。对失去阅读能力的病人可将常用词语、短句写在卡片上，由简到繁、由易到难、由短到长教病人朗读。进行言语训练一定要耐心，切不可急于求成，要持之以恒。当病人尝试获得成功时要给予表扬和鼓励，营造一种良好的语言学习环境，才能达到恢复病人语言功能的目的。

四、感觉障碍

感觉是指各种形式的刺激作用于人体各种感觉器后在人脑中的直接反映。感觉障碍指机体对各种形式的刺激（痛、温度、触、压、位置、震动等）无感知、感知减退或异常的一组综合征。解剖学上将感觉分为内脏感觉（由自主神经支配），特殊感觉（包括视、听、嗅和味觉，由脑神经支配）和一般感觉。一般感觉由浅感觉（痛、温度及触觉）、深感觉（运动觉、位置和震动觉）和复合感觉（实体觉、图形觉及两点辨别觉等）所组成。各种感觉都有自己的传导通路。传导通路任何部位受损均可引起感觉异常，称为感觉障碍。

（一）临床表现

临床上将感觉障碍分为抑制性症状和刺激性症状两大类。

1.抑制性症状

当感觉通路受到破坏或功能受到抑制时，出现感觉缺失或感觉减退是感觉障碍的抑制性表现。在同一部位各种感觉都缺失，为完全性感觉缺失。若在同一部位仅有某种感觉障碍缺失，而其他感觉保存者，称分离性感觉障碍。

2.刺激性症状

当感觉传导通路受到刺激或兴奋性增高时，可出现感觉障碍的刺激性症状，其表现如下。

（1）感觉过敏：是指轻微刺激引起强烈感觉，如一个轻的疼痛刺激引起较强的疼痛感。

（2）感觉过度：感觉刺激阈增高，不立即产生疼痛，达到阈值时可产生一种定位不明确的强烈不适感，持续一段时间才消失。

（3）感觉异常：在无外界刺激的情况下出现异常自发性感觉，如麻木感、肿胀感、沉重感、痒感、蚁走感、电击感、针刺感或灼热感等。

（4）感觉倒错：指非疼痛刺激引发的疼痛。

（5）疼痛：依病变部位及疼痛特点分为以下4种。①局部性疼痛：指病变部位的局限性疼痛。②放射性疼痛：如神经干、神经根及中枢神经系统受病变刺激时，疼痛不仅发生于刺激局部，而且可扩展到受累感觉神经支配区，如椎间盘突出压迫脊神经根、脊髓空洞症引起痛性麻木。③扩散性疼痛：疼痛由一个神经分支扩散到另一分支，如手指远端挫伤可扩散至整个上肢疼痛。④牵涉性疼痛：由于内脏与皮肤传入纤维都汇聚到脊髓后角神经元，内脏病变疼痛可扩散到相应体表节段，如心绞痛引起左侧胸及上肢内侧痛。

（二）护理措施

（1）保持床单整洁、干燥、无渣屑，加强皮肤基础护理，防止感觉障碍部位损伤和感染。感觉减退的病人注意避免接触温度过高、过低的物体，以免烫伤、冻伤；感觉过敏的病人，应尽量减少一些不必要的刺激。按医嘱给予镇痛药。下肢有深感觉障碍者，黑暗环境中行走应有人扶持，防止跌倒受伤。对患肢进行温水擦浴和局部按摩，以促进血液循环和感觉恢复。

(2)为病人进行知觉训练，如用砂纸、毛线刺激触觉，用冷水、温水刺激温度觉，用针尖刺激痛觉等。

(3)向病人讲解有关的病情，安慰病人嘱其不必紧张，消除不安，让家属知道此病应该注意的事项。

五、瘫痪

瘫痪是指肢体因肌力下降而出现运动障碍称为瘫痪。按病变部位可分为上运动神经元瘫痪与下运动神经元瘫痪；不伴肌张力增高者称为弛缓性瘫痪（周围性瘫痪），伴有肌张力增高者称为痉挛性瘫痪（中枢性瘫痪）；按临床表现可分为单瘫、偏瘫、交叉性瘫痪、截瘫、四肢瘫、局限性瘫痪等。

1.单瘫

单个肢体的运动不能或运动无力，可发生于一个上肢或一个下肢。病变部位为大脑半球、脊髓前角细胞、周围神经和肌肉等。

2.偏瘫

一侧面部和肢体瘫痪，常伴有瘫痪侧肌张力增高、腱反射亢进和病理征阳性等体征。多见于一侧大脑半球病变，如内囊出血、半球肿瘤、脑梗死等。

3.交叉性瘫

为病变侧脑神经麻痹和对侧肢体的瘫痪。中脑病变时表现病灶侧动眼神经麻痹，双侧肢体瘫痪；脑桥病变时表现病灶侧展神经、面神经麻痹和对侧肢体瘫痪；延脑病变时表现病灶侧舌下神经麻痹和对侧肢体瘫痪。此种交叉性瘫常见于脑干肿瘤、炎症和血管性病变。

4.截瘫

双下肢瘫痪为截瘫，常见于脊髓胸、腰段的炎症、外伤、肿瘤等引起的脊髓横贯性损害。

5.四肢瘫

四肢不能运动或肌力减退，见于高颈段脊髓病变（如外伤、肿瘤、炎症等）

和周围神经病变(如吉兰-巴雷综合征)等。

6.局限性瘫痪

指某一神经根支配区域或某些肌群无力,如单神经病变、局限性肌病、肌炎等所致的肌肉无力。

(一)护理目标

病人能保持身体平衡,掌握各种锻炼的方法,肌力逐渐增强或恢复正常;自理生活的能力增强或完全自理;不发生各种并发症。

(二)护理措施

1.一般护理

(1)指导或协助病人洗漱、进食等日常生活;给予低脂、低盐、高蛋白、高维生素、易消化的食物,满足病人的基本生活需要。

(2)病人床周应有护栏,防止坠床;走廊、厕所要装扶手;地面要保持平整干燥,病人练习走路时要清除所有的障碍物。在无陪护的情况下,不要自行起立和移动身体,以免发生跌倒及意外。

2.对症护理

(1)向病人和家属讲解早期康复训练的重要性,指导急性期病人在床上保持瘫痪肢体于功能位;防止关节变形而失去正常功能;协助和督促病人进行早期床上桥式主动运动(训练用患腿负重,抬高和放下臀部,为病人行走做准备,以防止病人在行走中膝关节锁住)、Bobath握手(十字交叉握手,避免手的僵硬收缩);开始时运动的强度不宜过大,应合理、适度、循序渐进。教会病人和家属进行多种康复训练,鼓励其进行主动肢体功能训练,锻炼与提高平衡和协调能力的技巧,每天3~4次。指导和教会病人使用自助工具(拐杖、扶行器等),必要时选择理疗、针灸、按摩等辅助治疗。

(2)对四肢瘫痪的病人要协助翻身,每2小时1次,并做到勤按摩、勤更换、勤整理、勤擦洗,防止压疮发生。对病人的残肢进行被动运动,可由医务人员、家属或病人自己来进行。

3.心理护理

主动与病人交谈生活中出现的问题，鼓励病人正确对待疾病，消除忧郁、恐惧心理和悲观情绪，摆脱对他人的依赖心理。鼓励病人做力所能及的事情，培养自强、自尊的心态。列举恢复好的病例，让病人树立起战胜疾病的信心和勇气。

第三节　周围神经疾病病人的护理

周围神经系统由除嗅神经与视神经以外的 10 对脑神经和 31 对脊神经及周围自主神经系统所组成。原发于周围神经系统的功能障碍或结构改变称周围神经病。

周围神经疾病的病因很多，包括炎症、压迫外伤、代谢、遗传、变性、免疫、中毒、肿瘤等。周围神经再生能力很强，不管何种原因引起的周围神经损害，只要保持神经元完好，均有可能经再生而修复，但再生的速度极为缓慢，为 1～5 mm/d。

周围神经疾病的病理改变有四种主要类型。①沃勒变性：任何外伤使轴索断裂后，由于无轴浆运输为胞体提供轴索合成的必要成分，断端远侧轴索和髓鞘迅速发生变性、解体。②轴索变性：由代谢、中毒性病因引起，胞体蛋白质合成障碍或轴浆运输阻滞使远端轴索得不到营养，由轴索远端向近端出现变性和脱髓鞘。③节段性脱髓鞘：由感染、中毒等原因引起的节段性髓鞘破坏而轴索保持相对完整。④神经元变性：是神经元胞体变性坏死继发轴索变性和髓鞘破坏，病变与轴索变性类似，但神经元损害坏死后，其轴索全长在短期内变性、解体。

一、三叉神经痛病人的护理

三叉神经痛(trigeminai neuralgia)是一种原因未明的三叉神经分布区内闪电样反复发作、难以忍耐的阵发性剧痛，历时短暂，数秒钟至 2 分钟，而不伴三叉神经功能破坏的症状，又称为原发性三叉神经痛。

（一）临床表现

约 3/4 的病例发生在 40 岁以上，女性稍多于男性，多为一侧发病。以面部三叉神经分布区内突发的剧痛为特点，似触电、刀割、火烫样疼痛，每次发作从数秒至 2 分钟不等。其发作来去突然，间歇期完全正常。可固定累及某一分支，尤以第二、三支多见，也可同时累及两支，同时三支受累者少见。以面颊部、上下颌或舌疼痛最明显；口角、鼻翼、颊部和舌等处最敏感，轻触、轻叩即可诱发，故有"触发点"或"扳机点"之称。严重者洗脸、刷牙、谈话、咀嚼都可诱发，以致不敢做这些动作。发作时病人常双手紧握拳或握物，或用力按压痛处，或用手擦痛处，以减轻疼痛。因此，病人多出现面部皮肤粗糙、色素沉着、眉毛脱落等现象。神经系统检查无阳性体征。

原发性三叉神经痛者常为开始时发作次数较少，间歇期长，随着病程进展使发作逐渐频繁，间隙期缩短，甚至整日疼痛不止。本病可缓解，但极少自愈。继发性三叉神经痛，多伴有其他脑神经及脑干受损的症状和体征。

（二）护理措施

1.一般护理

保持室内光线柔和，周围环境安静、安全，避免病人因周围环境刺激产生焦虑而加重疼痛；饮食宜清淡并保证机体营养，避免粗糙、干硬、辛辣食物，严重的病人给予流质。

2.病情观察

观察病人疼痛的部位、性质，注意观察病人发生疼痛的原因和诱因。

3.对症护理

指导病人运用想象、分散注意力、放松、适当按摩疼痛部位等技巧减轻疼痛；生活有规律，保证充分休息，鼓励病人参加一些娱乐活动，如看电视、杂志，听音乐，跳交谊舞，以减轻疼痛和消除紧张情绪；尽可能减少刺激因素，如洗脸、刷牙、刮胡子、咀嚼等。

4.用药护理

指导病人按医嘱正确服用镇痛药，注意观察药物的不良反应，如卡马西平可导致头晕、嗜睡、口干、恶心、步态不稳、皮疹和白细胞减少；哌咪清可于治疗后 4～6 周出现手颤、记忆减退、睡眠中出现肢体不随意抖动等。

5.心理护理

由于咀嚼、哈欠、讲话等可诱发疼痛，以致病人不敢做这些动作，且出现面色憔悴、精神抑郁和情绪低落，护理人员应给予疏导和支持，帮助病人树立与疾病作斗争的信心，积极配合治疗。

二、特发性面神经麻痹病人的护理

特发性面神经麻痹(idiopathic facial palsy)又称面神经炎或贝尔麻痹(Bell palsy)，是茎乳孔内面神经非特异性炎症导致的周围性面瘫，是自发性面神经瘫痪中最常见的疾病。本病任何年龄、任何季节均可发病，男性略多。

(一)临床表现

常急性起病，于数小时或 1 ～3 天内达高峰。病初可有麻痹侧耳后或下颌骨后疼痛。主要症状为一侧面部表情肌瘫痪：病侧额纹消失，不能皱额蹙眉，眼裂不能闭合或闭合不全，试闭眼时，瘫痪侧眼球向上外方转动，露出白色巩膜，称为贝尔征(贝尔现象)。病侧鼻唇沟变浅，口角下垂，露齿时口角歪向健侧，鼓腮和吹口哨时口角漏气，喝水时口角露水，因口轮匝肌瘫痪，食物易滞留于病侧齿颊之间。病变在鼓索面神经以上时，可有同侧舌前 2/3 味觉丧失，如在镫骨肌分支以上处受损，可出现同侧舌前 2/3 味觉丧失与听觉过敏。病变累及膝状神经节时，除有上述表现外，尚有瘫痪侧乳突部疼痛，耳郭与外耳道感觉减退。外耳道或鼓膜疱疹，称为 Hunt 综合征。

面瘫不完全者，起病 1～2 周后开始恢复，1～2 个月内明显好转而后痊愈。年轻病例预后较好。

(二)护理措施

1.一般护理

急性期注意休息，避免风寒，特别是患侧茎乳孔周围应加以保护，如出门穿风衣或系围巾等；饮食宜清淡，保证机体营养，严重者予以流质饮食；有味觉障碍者，应注意食物的冷热度，防止烫伤或冻伤口腔黏膜。

2.对症护理

不能闭眼者，可用眼罩、滴眼药水或涂眼膏保护角膜，防止损伤；瘫痪侧如有食物残留时应漱口或行口腔护理，保持口腔清洁，预防口腔感染；加强面肌的主动和被动运动，如对着镜子做皱眉、露齿、闭眼、鼓腮等动作，并辅以面肌按摩、理疗、针灸等治疗。

3.用药护理

使用糖皮质激素治疗的病人，应注意药物的不良反应。

4.心理护理

告诉病人本病预后大多良好，指导他们克服急躁情绪和害羞心理，如外出时可带眼罩、口罩、围巾等对自我形象做适当的修饰。正确对待疾病，积极配合治疗。

三、急性炎症性脱髓鞘性多发性神经病病人的护理

急性炎症性脱髓鞘性多发性神经病(acute inflammatory demyelinating polyradiculo-neuropathy， AIDP)又称吉兰－巴雷综合征(Guillain-Barre syndrome，GBS)，为急性或亚急性起病的大多可恢复的多发性脊神经根(可伴脑神经)麻痹和肢体瘫痪的一组疾病。主要病变是周围神经广泛的炎症性节段性脱髓鞘，部分病例伴有远端轴索变性。临床主要表现为四肢对称性弛缓性瘫痪和手套袜套状感觉障碍，可合并颅神经损害，严重者可出现呼吸麻痹。本病一年四季均可发生，可见于任何年龄。

（一）临床表现

本病多见于儿童和青壮年，急性或亚急性起病，半数以上的病人。起病前1～4周有上呼吸道或消化道感染，少数有免疫接种史。首发症状常为四肢对称性无力，可自远端向近端发展或相反，或可远近端同时受累，并可波及躯干，严重病例可因累及肋间肌与膈而致呼吸麻痹。瘫痪为弛缓性，腱反射减弱或消失，病理反射阴性。因主要病变为节段性脱髓鞘，轴突及运动终板可正常而初期肌肉萎缩不明显，病变严重者因继发性轴突变性而出现肌肉萎缩，一般以肢体远端较明显。感觉障碍远比运动障碍轻，表现为肢体远端感觉异常和（或）手套、袜子型感觉减退。不少病例可无感觉障碍。脑神经损害以双侧周围性面瘫常见，尤其在成人。其次是延髓麻痹，以儿童多见，表现为声嘶、吞咽困难、呼吸麻痹等。自主神经损伤可表现为多汗、皮肤潮红、手足肿胀及营养障碍；严重病例可有心动过速，直立性低血压，括约肌功能一般不受影响，但因卧床体位和腹肌无力，偶可发生暂时性排尿困难甚至尿潴留。

（二）护理措施

1.一般护理

（1）休息与活动：急性期应卧床休息，保持床铺干燥、整洁、松软。帮助病人采取舒适卧位，正确摆放体位，保持肢体轻度伸展，下肢瘫痪并足下垂者可用"T"型板固定防止畸形。向病人及家属讲明翻身及肢体运动的重要性，协助病人2～3小时翻身1次，必要时按摩受压的部位，每天2次。帮助病人进行被动运动，防止肌肉萎缩，维持运动功能。提供良好的生活护理，协助进食和洗漱，保持卫生，做好大小便护理。

（2）饮食：给予高蛋白、高维生素、高热量且易消化饮食，如有吞咽困难，应插胃管鼻饲流质，保证机体足够的营养，维持正氮平衡。

2.病情观察

密切观察病人的生命体征，尤其注意观察病人呼吸频率、节律、深度，如出现呼吸无力、吞咽困难、呕吐、反射减弱应立即通知医生，并给予吸氧。

3.对症护理

（1）维护呼吸功能

①抬高床头，保持病人呼吸道通畅，随时清除呼吸道分泌物，鼓励病人咳嗽、深呼吸，必要时吸痰。

②如有缺氧症状（憋气、烦躁、出汗、发绀），肺活量降低至每千克体重20～25 mL 以下，动脉血氧饱和度低于93%，应尽早使用呼吸机。通常先用气管插管，如 1 天以上无好转，则行气管切开，并外接呼吸机。根据病人情况调节呼吸的通气量和压力。有条件者应将病人移送到呼吸监护室进行监护。

（2）防止误吸和窒息

①协助病人进食，喂食缓慢，不可催促。进食及食后 30 分钟应抬高床头，以免误入气管而引起窒息。

②延髓麻痹者宜早进行鼻饲，鼻饲每次不超过 200 mL，每隔 2 小时 1 次。

③备好吸引装置，如发生误吸应立即用吸引器进行吸引。

④病人发生肺部感染时，应遵医嘱使用有效抗生素。

4.用药护理

按医嘱正确给药，注意药物的作用、不良反应。不轻易使用安眠、镇静药，以免掩盖或加重病情。

5.心理护理

本病起病急，病情进展快，恢复期较长，加之长期活动受限，病人易产生孤独、焦虑、恐惧、失望等情绪，不利于疾病的康复。护理人员应及时了解病人的心理状况，积极主动关心病人，认真倾听病人的诉说，告诉病人本病经积极治疗和康复锻炼，绝大多数可以恢复，以增强病人与疾病作斗争的信心，降低病人的焦虑、恐惧和失望感。允许病人家属和朋友参与病人的某些护理和娱乐活动，以减轻病人的孤独感。强调对病人的积极评价，鼓励病人进行放松运动，转移注意力，使病人在积极气氛中保持乐观的态度。

第四节　脑血管病病人的护理

脑血管病(cerebral vascular disease)是由于各种原因引起脑血管受损而导致脑部损害的一组疾病,又称卒中或脑血管意外,曾称中风。本病十分常见,它与恶性肿瘤、心脏病构成全球三大致死的病因之一。2018年我国居民健康大数据显示,脑血管病成为城乡居民的第三大死因,仅次于心脏病和恶性肿瘤。

脑部的血液由两条颈内动脉和两条椎动脉供给,颈内动脉进入颅内后依次分出眼动脉、后交通动脉、脉络膜前动脉、大脑前动脉和大脑中动脉。这些动脉供给眼部以及大脑半球前3/5的血液。双侧椎动脉经枕骨大孔入颅后汇合成基底动脉。基底动脉在脑干头端腹侧面分为两条大脑后动脉,供应大脑半球后部2/5的血供。脑是人体中最重要、最精密的生命器官。成人脑重1400 g左右,为体重的2%～3%,然而脑组织需用的血液供应占心排血量的15%～20%(静态时),这是与脑组织的较高代谢率相适应的。脑组织中几乎无葡萄糖和氧的储备,故需不断地依靠血液输送氧与糖,以维持脑的正常功能。脑组织对缺血、缺氧性损害十分敏感,一旦脑的血供减少或中断,容易使脑组织受损而产生严重的后果。

脑血管病的病因较多,大多与全身血管病变和血液系统疾病有关,仅少数为脑局部病变。常见的病因有:①血管壁病变,常见于动脉粥样硬化、动脉炎(风湿、钩端螺旋体、结核、梅毒等)、发育异常(先天性脑动脉瘤、脑动静脉畸形)、外伤等,其中以动脉硬化最常见;②心脏及血流动力学改变,如高血压、低血压、各种心脏疾病致心功能障碍等;③血液成分改变及血液流变学异常,如血液黏稠度增高、凝血机制异常等;④其他因素,如颈椎病、肿瘤等压迫邻近大血管,影响供血,颅外形成的栓子(如空气、脂肪栓子等)引起脑栓塞。

近代流行病学调查研究证明:一些因素与脑血管病的发病密切相关,称为危险因素。其中包括:①年龄,卒中的发病率、患病率和死亡率均随年龄增长即增高,尤其是55～75岁更加明显;②家族史;③高血压或低血压;④

心脏病；⑤糖尿病；⑥高脂血症；⑦吸烟及酗酒；⑧肥胖；⑨饮食因素，如过多食用盐、肉类和含饱和脂肪酸的动物油等；⑩其他，包括服避孕药等。这些危险因素分成两类，一类是无法干预的因素，如年龄、基因、遗传等；另一类是可以干预的，特别是高血压、糖尿病、心脏病、饮食等，如积极进行干预即可减少脑血管病的发生。

急性脑血管病主要分为缺血性和出血性两大类。缺血性有短暂性脑缺血发作，脑血栓形成，脑栓塞，腔隙性梗死。出血性有脑出血，蛛网膜下腔出血。

一、短暂性脑缺血发作病人的护理

短暂性脑缺血发作(transient ischemic attack，TIA)是指颈动脉或椎-基底动脉系统由于各种原因发生暂时性的血液供应不足，导致受累脑组织出现一过性的脑神经功能缺失的临床症状和体征，一般在 5 分钟内即达高峰，一次发作常持续 5～20 分钟，最长不超过 24 小时，但可反复发作。本病多在 50～70 岁发病，男多于女。

(一)临床表现

TIA 多发作突然，持续时间短暂，常为数分钟至数小时左右，最长不超过 24 小时；恢复后不留神经功能障碍，但可出现记忆、语言等减退；常反复发作，发作时症状和体征决定于累及的动脉系统。颈内动脉 TIA，主要表现为对侧单肢无力或不全偏瘫，对侧感觉障碍、失语、一过性黑蒙等。椎-基底动脉 TIA 以眩晕症状最常见，也可同时出现复视、共济失调、平衡障碍和吞咽困难。交叉性瘫痪是脑干受损的特征性症状，少数病人出现跌倒发作即突然双下肢无力，跌倒于地，不伴意识丧失，又自行站起，此乃脑干网状结构缺血所致。

(二)护理措施

1.一般护理

给予低脂、低盐、低胆固醇、适量碳水化合物、丰富维生素饮食，忌烟、酒及辛辣食物，切忌暴饮暴食或过分饥饿。

2.病情观察

注意生命体征变化，出现血压下降、血液浓缩等表现时，及时处理，以免诱发脑血栓形成；观察神经功能障碍症状的持续时间、发作次数及有无后遗症，及早发现脑梗死。

3.用药护理

使用阿司匹林时，常见不良反应有消化不良、恶心、腹痛、腹泻等，选用肠溶片、小剂量服用，多于晚餐后服用，可减少不良反应；使用噻氯匹定时，常见不良反应有皮疹、腹泻，偶见可逆性中性粒细胞减少症，服药期间监测血象；使用抗血凝药时，观察病人有无出血倾向，定期监测出、凝血时间和凝血酶原时间。

4.心理护理

耐心向病人解释病情和疾病相关知识，帮助病人寻找和去除自身的危险因素，使病人能正确应对病情变化，积极配合治疗和护理，同时告知病人本病预后良好，消除病人的恐惧心理，树立与疾病作斗争的信心。

二、脑梗死病人的护理

脑梗死(cerebral infarction，CI)是指局部脑组织因血液循环障碍，缺血、缺氧而发生的软化坏死。主要由于供应脑部血液的动脉由于粥样硬化及血栓形成而发生管腔狭窄甚至闭塞。临床上最常见的有脑血栓形成和脑栓塞两种类型。

(一)脑血栓形成

脑血栓形成(cerebral thrombosis)是由于供应脑血流的动脉因动脉粥样硬化等自身病变使管腔狭窄、闭塞，或在狭窄的基础上形成血栓，造成脑局部急性血流中断、缺血缺氧、软化坏死，产生相应的神经系统症状和体征，常出现偏瘫、失语,是缺血性脑血管病中最常见的类型,占全部卒中病人的70%~80%。

1.临床表现

本病多见于 50 岁以上的动脉粥样硬化者，常伴有高血压、糖尿病等。部分病人曾有 TIA 发作史，或有头晕、头痛等前驱症状。多数病人在安静休息或睡眠中发生，少数在白天活动过程中发病。一般无意识障碍，生命体征稳定，颅内压增高症状较轻，神经体征随阻塞血管而异。通常在 1～3 天内症状达高峰，病情不再进展，由于侧支循环建立逐渐转入恢复期。

起病在 6 小时内达到高峰者，称为完全性卒中，常有完全性瘫痪及昏迷。6 小时至数日内脑缺血逐渐进展呈阶梯式加重，称进展性卒中。另外有少数病人，病势凶猛，脑水肿及颅内压增高症突出。常有意识障碍，类似脑出血表现，提示广泛性脑梗死引起，称大块梗死型。有的表现缓慢进展，症状和体征在 2 周或以上达到高峰，酷似占位性病变，称缓慢进展型。还有的病人，神经症状超过 24 小时，一般在 72 小时内恢复，最长可持续 3 周，不留后遗症，称可逆性缺血性神经功能缺损。

不同动脉闭塞后的症状和体征如下。

(1)颈内动脉：临床表现较为复杂。最常见表现为：①病变对侧肢体有不同程度的瘫痪及感觉障碍，优势半球损害可有运动性失语；②眼动脉受累出现同侧单眼一过性失明，同侧霍纳征；③病变侧颈动脉搏动减弱或消失。

(2)大脑中动脉：主干闭塞出现对侧偏瘫、偏身感觉障碍和偏盲(即三偏征)。在优势半球还有失语。

(3)椎-基底动脉：常出现眩晕、眼球震颤、复视、构音障碍、吞咽困难、共济失调、交叉性瘫等症状。基底动脉主干闭塞时出现四肢瘫、球麻痹、意识障碍，常迅速死亡。

2.护理措施

(1)一般护理

①饮食：给予低盐、低脂饮食，如有吞咽困难、饮水反呛时，可给予糊状流质或半流质小口慢慢喂食，必要时给予鼻饲流质。

②协助病人完成生活护理：如穿衣、洗漱、沐浴、如厕等，保持皮肤清洁、干燥，及时更换衣服、床单，保持床单清洁。为偏瘫病人更衣时，先穿患侧后再穿健侧，脱衣时顺序相反。穿裤子时应抬起病人臀部，避免生拉

硬拽，以防擦伤病人皮肤。更衣时注意保暖，保持衣着清洁干燥，防止受凉感冒。

③每 2～3 小时翻身 1 次，防止瘫痪的一侧长期受压而形成压疮，翻身时做一些主动或被动锻炼，逐渐增加肢体活动量。

④排泄护理：协助病人定时排便，保持大便通畅。留置导尿管者应定时开放，防止膀胱挛缩和尿路感染。

(2)病情观察：观察生命体征、神志及瞳孔变化。注意有无头痛、呕吐等。

(3)对症护理：感觉障碍、言语障碍的护理见本章第二节相关内容。

(4)用药护理：静脉应用血管扩张药时滴速宜慢，每分钟 30 滴左右，并注意血压的变化；使用改善微循环的药物如低分子右旋糖酐时，可有过敏反应，如发热、皮疹，应注意观察；用溶栓、抗血凝药时严格掌握药物的剂量，观察有无出血倾向。口服阿司匹林的病人应注意观察有无胃肠道反应或黑粪。

(5)心理护理：告知有关疾病治疗与预后的可靠信息；关心尊重病人；指导病人正确面对疾病，克服急躁心理和悲观情绪，避免过分依赖心理；鼓励病人参与自理活动，并对其给予称赞，增强病人自我照顾的能力与信心。

(二)脑栓塞

脑栓塞系指各种栓子(血液中异常的固体、液体、气体)随血流进入脑动脉，造成组织缺血、坏死出现脑功能障碍。约占卒中的 20%。

1.临床表现

有两个方面的症状：一是栓子形成的脑梗死的症状，二是原发病的症状。脑栓死的发病率年龄跨度较大，风湿性心脏病引起者以中青年为多，冠心病及大动脉病变引起者以老年为多。一般无明显诱因，急骤起病。症状在数秒或数分钟内即达高峰，是脑血管病中发病最急者。其症状随阻塞血管而定，但通常以半球损害为主，表现为偏瘫、单瘫、偏身麻木、偏盲、失语，有的可出现抽搐发作。少数有病侧头痛，脑干损害的症状和体征少见，如有意识障碍亦轻且很快恢复。严重者可突然昏迷、全身抽搐，因脑血肿或颅内出血，发生脑疝而死亡。原发病的表现多种多样，随不同疾病而异，栓子来自心脏者，可有心脏病的症状和体征。脂肪栓塞发生在长骨骨折或手术后。

2.护理措施

见本节"脑血栓形成"部分。

三、脑出血病人的护理

脑出血(cerebral hemorrhage)是指非外伤性的脑实质内自发性出血，占全部卒中的20%~30%，多数发生在大脑半球，少数在脑干和小脑是死亡率最高的疾病之一。

(一)临床表现

本病以50岁以上的高血压病人最常见。由于高血压发病的年轻化趋势，因此在年轻的高血压病人中也可发生脑出血。发病前常无预感，少数病人可有头晕、头痛、动作不便、口齿不清等症状。多在情绪紧张、兴奋、排便和用力时发病，少数在静态发病，气候变化剧烈时发病较多。发病突然，一般在数分钟至数小时达高峰。主要症状为突然头痛、呕吐、意识障碍、肢体瘫痪、失语、大小便失禁等，血压多增高，脉搏徐缓有力，呼吸有鼾声，重者呼吸不规则、瞳孔大小不等，多数病人脑膜刺激征阳性。根据出血部位不同，临床表现各异。

1.基底核区

基底核区出血又称内囊出血，占脑出血的60%~70%，其中壳核出血最为多见，系豆纹动脉尤其是其外侧支破裂所致。此区出血病情轻重不一，轻型多为壳核或丘脑的小量出血，主要表现"三偏"征，即对侧不同程度的中枢性偏瘫、偏身感觉障碍和偏盲。意识障碍轻或无，优势半球可有失语，病情相对较轻，可获一定程度恢复。重型多为壳核和丘脑的大量出血，血肿侵及内囊或破入脑室，病情凶险，一旦发病立即进入深昏迷，呈鼾声呼吸，反复呕吐，可吐咖啡样胃内容物，两眼同向偏斜，凝视病灶侧，常有双侧瞳孔不等大，瘫痪下肢在平卧时外旋，肌张力低、病理反射阳性。如病情发展还可出现去大脑强直、中枢性高热或体温过低，甚至出现肺水肿，死亡率极高。

2.脑桥出血

占脑出血的10%，病灶多位于脑桥中部的基底部与被盖部之间。轻者表现出单侧脑桥损害体征，即相应的交叉性瘫痪，双眼凝视瘫痪肢体侧。重者则迅速进入昏迷，四肢瘫痪，双侧病理征阳性，双瞳针尖大小，中枢性高热，呼吸不规则，去大脑强直，多于24～48小时内死亡。

3.小脑出血

占脑出血10%，多见于一侧小脑半球的齿状核部位，小脑蚓部也可发生。轻者表现眩晕、呕吐、一侧性共济失调、眼球震颤等；重者血液直接破入第四脑室，病情十分严重，颅内压迅速增高、昏迷，极易发生枕骨大孔疝死亡。

4.脑室出血

分为原发性和继发性两种：继发性系指脑实质内出血破入脑室内者，原发性系指脉络丛血管破裂出血或室管膜血管破裂出血破入脑室。此节仅讨论原发性脑室出血。如脑室出血量少，仅出现头痛、呕吐、脑膜刺激征阳性，似蛛网膜下腔出血，预后良好；如出血量大、发病即昏迷，瞳孔极度缩小，两眼分离性斜视或眼球浮动，四肢弛缓性瘫痪，可有去脑强直，呼吸深、高热、面部充血多汗，预后严重，多迅速死亡。

(二)护理措施

1.一般护理

(1)饮食：不能进食者给予鼻饲，发病1～2小时内禁食。

①急性期患者给予低脂、高蛋白、高维生素、高热量饮食。

②限制钠盐摄入(少于3 g/d)，钠盐过多潴留会加重脑水肿。

③食物温度适宜，对于尚能进食者，喂水或喂食不宜过急，遇呕吐或返呛时应暂停片刻，防止食物呛入气管引起窒息或吸入性肺炎。

④昏迷不能进食者鼻饲流质，4～5次/天，每次200～300 mL，如牛奶、豆浆、藕粉、蒸蛋或混合匀浆等。定时回抽胃液，观察有无上消化道出血，保持口腔清洁。

(2)休息与活动：急性期应绝对卧床休息4～6周，不宜长途运送及过多搬动，翻身应保护头部，动作轻柔，以免加重出血，抬高床头15°～30°，促进脑部血液回流，减轻脑水肿。生命体征平稳后开始被动运动训练，从床上到床边到下床活动，循序渐进，时间由5～10分钟开始，渐至每次30～45分钟，如无不适可2～3次/天，失语者进行语言康复训练。

（3）大小便的护理：保持大便通畅。便秘者使用缓泻药，必要时用开塞露通便，切忌大便时用力过度和憋气，导致再次发生脑出血。

2.病情观察

严密观察体温、脉搏、呼吸、血压、瞳孔、意识等变化。根据病情进行脑科监护，直至病情稳定为止。若血压升高、脉搏减慢甚至呕吐，则为颅压升高表现，密切注意神志、瞳孔变化，立即报告医生，进行脱水、降颅压处理，防止脑疝发生。注意观察病人有无呕血、便血、血压下降。鼻饲病人，每次鼻饲前要抽吸胃液，如胃液呈咖啡色，应立即通知医生处理。

3.对症护理

（1）意识障碍的护理

①神志不清、躁动及合并精神症状者加护栏适当约束，防止跌伤，必要时给予少量镇静药。

②昏迷病人头偏向一侧，宜禁食24～48小时，如发病3天，神志仍不清醒，不能进食者，应鼻饲流质，以保证营养供应。

③定时轻轻更换体位，防止压疮形成；定时吸痰，保证呼吸通畅，如发现病人因有呼吸道畅通障碍，而又不能排除时，应及时报告医生，同时做好气管插管或气管切开的术前准备，以及术中配合和术后的护理工作。保持瘫痪肢体功能位置，足底放托足板或穿硬底鞋，防止足下垂。

④遵医嘱使用调整血压、降低颅压、止血等药物，注意观察其疗效和不良反应。

（2）防治脑疝的护理

①观察病人有否脑疝的先兆，如头痛、呕吐、视盘水肿、血压升高、脉搏变慢、呼吸不规则，重点观察瞳孔的变化，如有瞳孔大小不等应立即通知医生。

②遵医嘱快速使用脱水、降颅压药物，注意药物的疗效和不良反应。控制液体的摄入量，输液量不宜过快过多。

③向病人及家属说明引起颅内高压的诱因，如剧烈咳嗽、过度用力、情绪激动、便秘等，并注意避免。

4.其他护理见本节"脑血栓形成"小节下的"护理措施"。

四、蛛网膜下腔出血病人的护理

蛛网膜下腔出血（subarachnoid hemorrhage，SAH），是指各种原因出血血液流入蛛网膜下腔引起的一种疾病，临床上可分自发性与外伤性两类，自发性又分为原发性与继发性两种。由各种原因引起软脑膜血管破裂，血液流入蛛网膜下腔者称原发性蛛网膜下腔出血；因脑实质内出血血液穿破脑组织流入蛛网膜下腔者称继发性蛛网膜下腔出血。一般所谓的蛛网膜下腔出血仅指原发性蛛网膜下腔出血，约占脑血管病的15%，本文只介绍原发性蛛网膜下腔出血。

（一）临床表现

任何年龄均可发病。青少年以血管畸形破裂出血为多，而老年人则以脑动脉硬化破裂为主，青壮年多为脑动脉瘤破裂。发病突然，可有情绪激动、用力、排便、咳嗽等诱因。大多数均无前驱症状，少数病人发病前可有偏侧头痛、复视、颈背疼痛等神经症状。这些症状被视为动脉瘤破裂前的先兆症状。最常见的症状是突然剧烈的头痛、恶心呕吐、面色苍白、全身冷汗。半数病人可有不同程度的意识障碍，以一过性的意识不清楚为多，重者昏迷。20%可有抽搐发作。少数病人可出现精神症状，如烦躁不安、定向力障碍等。最具特征性的体征为颈强直等脑膜刺激征。某些病人出现一侧动眼神经麻痹，提示该侧后交通动脉瘤破裂，其他颅神经麻痹少见。少数病人可有短暂或持久的局限性神经体征，如偏瘫、偏盲、失语等。这些体征常与出血引起的脑水肿、出血破入脑实质直接破坏和压迫脑组织以及由于合并脑血管痉挛导致脑梗死有关。在发病1小时内约25%的病人可见玻璃体下片状出血，10%的病例可见视盘水肿。老年病人临床症状常不典型，头痛、呕吐、脑膜刺激征都可能不明显，而意识障碍及精神症状较重。出血后2～3天，常有低、中度发热，为血液吸收所致。1周左右恢复正常。

(二)护理措施

1.一般护理

(1)休息：说明休息及避免各种诱因的重要性，嘱病人严格绝对卧床4～6周，头部抬高15°～30°，以利减轻脑水肿。让病人尽量避免用力排便、咳嗽、喷嚏、情绪激动、便秘等；尽量少搬动病人，避免震动病人的头部；减少探视，避免声、光刺激和频繁接触、打扰病人，以保证充分休息。

(2)饮食：多食蔬菜、水果，保持大便通畅，勿用力排便，必要时可使用缓泻药和大便软化剂(如麻仁丸)。

2.病情观察

密切观察病人头痛的部位、性质和程度，如病人再次出现剧烈头痛、呕吐、昏迷、脑膜刺激征等情况，及时报告医生并处理。

3.对症护理

耐心向病人解释头痛的原因与出血、水肿等导致颅内压增高的有关因素，避免情绪激动和精神刺激，指导病人使用放松术，如听轻音乐，缓慢的深呼吸、冥想来缓解头痛，必要时给予利尿药、镇痛药。

4.用药护理

遵医嘱使用甘露醇等利尿药快速静脉滴注，记录24小时尿量，使用尼莫地平等缓解脑血管痉挛的药物时，可能出现皮肤发红、多汗、心动过缓或过速、胃肠不适等反应，应控制输液速度，密切观察病情，如有异常及时报告医生处理。

第五节　帕金森病病人的护理

帕金森病(Parkinson disease，PD)又称为震颤麻痹，是一种影响病人活动能力的中枢神经系统慢性疾病，由英国一位叫做詹姆斯·帕金森(James Parkinson)的医生于 1817 年首先提出。本病早期主要表现包括静止性震颤、肌强直、行动缓慢、动作起动困难和姿势异常等。多在 60 岁以后发病，据估计中国的帕金森病病人在 100 万以上。随着城市人口老龄化，帕金森病病人数量在增加。

一、临床表现

帕金森病的起病是缓慢的，最初的症状往往不被人所注意。主要可出现以下症状。

1.静止性震颤

常为首发症状，多由一侧上肢的远端(手指)开始，逐渐蔓延至同侧下肢、对侧上肢及下肢。典型的表现是手指节律性震颤呈"搓丸样动作"。初期为静止时明显震颤，活动时减轻，睡眠时停止。

2.肌强直

肢体伸屈肌张力均增高，呈"铅管样"或"齿轮状"强直，随后呈"折刀样"强直。面肌受累则缺乏表情呈面具状脸。

3.运动障碍

常因肢体及手部肌肉强直而难以完成精细动作，严重时起坐困难、躺下时不能翻身，穿鞋系带扣纽扣均困难，生活不能自理。写字也逐渐变得困难，笔迹弯曲，越写越小，称为"小写症"。步态障碍尤为突出，早期表现行走时下肢拖步上肢不动，随病情进展，步伐逐渐变小变慢且起步艰难，一旦迈步，以极小步伐前冲越走越快，不能即时停步或转弯，称"慌张步态"。

4.其他症状

可有自主神经功能紊乱现象,如唾液和皮脂腺分泌增多,汗分泌增多或减少,大小便排泄困难和直立性低血压。少数病人可合并痴呆或抑郁等精神症状。

二、护理措施

(一)一般护理

起病初期应鼓励病人尽量参加有益的社交活动,指导病人维持和增加业余爱好,坚持适量运动锻炼,如散步、打太极拳等。晚期因运动障碍而卧床不起,应帮助病人取舒适体位,经常按摩四肢肌肉,被动运动关节,防止肌肉萎缩,但要注意动作轻柔,避免造成病人疼痛和骨折。病人一般营养状况差,需供给高热量、高维生素及高纤维素、低盐低脂、适量蛋白质易消化饮食,戒烟、酒。可多吃谷类和蔬菜瓜果,适量吃奶类和豆类及肉类,多喝水,尽量不吃高脂食物。

(二)病情观察

观察震颤逐渐累及的范围和程度,行走、起坐、手的操作能力减损的速度、程度;观察讲话、写字的能力,表情肌的变化及精神和智力情况。还要注意是否有新增加的症状,如咀嚼缓慢、吞咽困难、流口水、尿频、排尿困难等,以及它们出现的时间。应该观察晚期病人有无冠心病、心肌梗死、脑动脉硬化、卒中、肾衰竭及水和电解质紊乱等发生。对有无感染如压疮和泌尿系、呼吸道的感染等更应引起重视,以免给病人的生命带来威胁。

(三)对症治疗

1.预防误吸

由于部分老年帕金森病病人咀嚼肌、咽下肌群长期强直引起吞咽功能障碍,在吃饭时易造成误吸,应选择半流质、易消化饮食,如粥类、菜泥、鸡蛋羹、酸牛奶等,以及合适体位。

2.预防压疮

因长期卧床易发生压疮，应保持床铺清洁干燥，勤洗澡，换内衣，剪指、趾甲等。经常变换体位和轻拍背部。

(四)用药护理

(1)服药过程中要仔细观察震颤、肌强直和行走功能、语言功能的改善情况。观察病人坐起的速度、步行的姿势，讲话的音调与流利程度，以及写字、扣纽扣、系鞋带和进食动作等，以确定疗效。

(2)观察药物不良反应　治疗帕金森病的药物主要成分是左旋多巴，长期服用左旋多巴的病人会出现不同程度的消化道症状，严重时病人口中会有一种金属异味，有恶心、眩晕、甚至呕吐，有时即使胃里没有任何食物也会出现呕吐，故可饭后服药，以减少药物对胃肠道的刺激。长期服用左旋多巴及其复方制剂的病人还会出现各种类型的运动障碍，如"剂末现象"和"开关现象"。"剂末现象"是指每次服药后药效维持时间缩短，当药物浓度降低、药效即将消失时，帕金森症状会明显加重。如果再次服药，帕金森症状又会减轻。病人对剂末现象多有预感，临床护理上稍加注意是可以避免发生意外的。开关现象是一种症状波动现象，"开"时，帕金森症状减轻，"关"时该症状加重。此现象不可预知，护理上要格外引起重视。首先要注意观察病人出现的"开关现象"与服药之间的关系，从中寻找出发作规律；其次要把病人的安全放在首位，采取安全防范措施，应嘱其不要单独外出。美多巴可降低心率和血压，可能会加重低血压，偶尔伴有直立性低血压，出现头晕和晕厥，应嘱病人多饮水，以维持有效体液量。由卧位改为立位时，要先坐一会儿，并要放慢速度，如果感觉头晕，及时用手抓住床挡坐在椅子上或蹲下。

(五)心理护理

由于晚期病人行走困难，生活自理能力显著下降，情绪低落，会出现焦虑、抑郁等情绪，对工作、学习、家庭丧失信心，常有自责和自卑心态。随着病情加重，病人变得表情呆滞、言语障碍，更会产生恐惧或绝望心理。故要为病人创造良好的治疗和休养环境，给予病人充分的关心和爱护，为病人介绍相关疾病知识，帮助病人树立战胜疾病的信心。

第六节　癫痫病人的护理

癫痫(epilepsy)是一组反复发作的神经元异常放电所致暂时性中枢神经系统功能障碍的临床综合征。根据有关神经元的部位和放电扩散的范围，临床上可表现为运动、感觉、意识、行为、自主神经等不同程度的障碍，或兼有之。每次发作或每种发作称为痫性发作。我国癫痫的发病率为1%左右，患病率为0.5%～1%。

一、临床表现

癫痫的临床表现，可分为痫性发作和癫痫症两方面。癫痫病人可有多种发作类型，但每一个癫痫病人可以只有一种发作类型，也可以有一种以上发作类型。单纯部分性发作可以发展为复杂部分性发作或进而出现全面性强直-阵挛发作。因此，痫性发作与癫痫症系两种概念，痫性发作是癫痫的体征性临床表现，有一种或数种发作类型而且反复发作者即为癫痫症。

1.痫性发作

临床上大多数痫性发作起源于大脑皮质的局限部位，可表现的症状是由局灶性放电扩散至邻近区域以至远隔部位而引起的。痫性发作的分类标准则包括两个方面：一是痫性发作起始的异常放电是一侧脑部(部分发作)还是两侧脑部(全面性发作)；另一方面是病人的意识是否清楚。根据此分类准则，痫性发作分为两个主要类型：部分性发作和全面性发作。部分性发作起于一侧脑部(局灶性或局限性)，也可扩展至两侧；全面性发作则同时起于两侧脑结构。

(1)部分性发作：是成年期痫性发作最常见类型，发作起始症状和脑电图特点均提示起于一侧脑结构。发作中不伴有意识障碍，则为单纯部分发作；

如伴意识障碍，发作后不能回忆，称为复杂部分性发作。

①单纯部分发作：可分为四种亚型，部分性运动性发作、体觉性或特殊感觉性发作、自主神经发作和精神性发作等。部分运动性发作为局部肢体的抽动，多见于一侧口角、眼睑、手指或足趾，也可涉及整个一侧面部或一个肢体远端，有时表现言语中断。如发作自一侧拇指-腕部-肘部-肩部扩展（自一处开始后沿大脑皮质运动区分布顺序缓慢移动），称为杰克逊（Jackson）癫痫；发作后如遗留暂时性（数分钟至数日）局部肢体瘫痪或无力，称 Todd 瘫；如发作持续数小时或数日，则称为持续性部分癫痫，病灶在运动区。体觉性发作常为肢体的麻木感和针刺感，多数发生在口角、舌部、手指或足趾，病灶在中央后回体感觉区，偶有缓慢扩散，犹如杰克逊癫痫。特殊感觉性发作包括视觉性、听觉性、嗅觉性和眩晕性发作。特殊感觉性发作均可作为复杂部分性发作或全面强直-阵挛发作的先兆。自主神经发作如烦渴、排尿感、出汗、面部及全身皮肤发红、呕吐、腹痛等，很少单独出现，发作年龄以青少年为主。精神性发作表现为各种类型的遗忘症（如似曾相识、似不相识等）；情感异常（如无名恐惧、愤怒、抑郁、欣快）；错觉、复杂幻觉；可单独发作，但它常为复杂部分性发作的先兆，有时为继发全面性强直-阵挛发作的先兆。

②复杂部分性发作：主要特征是意识障碍，以及在感觉运动障碍的基础上形成较为复杂的症状，如有错觉幻觉、自动症等，故也称为精神运动性发作。发作是在先兆之后出现部分性或完全性对环境接触不良，作出一些表面上仍有目的的动作，即自动症。病人往往先瞪视不动，然后做出无意识的动作，如机械性地重复动作，或出现吮吸、咀嚼、舔唇、清喉、搓手、抚面、解扣、脱衣、摸索衣裳和挪动桌椅等，甚至游走、奔跑、乘车上船，也可自动言语或叫喊、唱歌等。

③部分性发作：继发为全面性强直-痉挛发作，脑电图变化快速发展成为全面性异常。醒后若能记得部分性发作时的某个症状，即称先兆。

（2）全面性发作

①失神发作：也称小发作，主要见于儿童或青年，无20岁后初次发病者。其特征为突然、短暂的意识障碍，达3～15秒。表现为动作中断、手持物体

降落、两眼凝视、呆立不动、不抽动、不跌倒、呼之不应等。事后立即清醒，继续原活动，对发作无记忆，一日可发作数次或数百次以上。

②全面强直-阵挛发作：全面强直-阵挛发作在特发性癫痫中也称大发作，以意识丧失和全身抽搐为特征。发作分三期。a.强直期：病人意识突然丧失，跌倒在地，全身骨骼肌呈持续性收缩，上睑抬起，眼球上窜，喉肌痉挛，发出叫声。口部先强直而后突闭，可咬破舌尖。颈部和躯干先屈曲后反张，上肢先上举、后旋再转达为内收、前旋。下肢自屈曲转变为强直。强直期持续10～20秒。b.阵挛期：不同肌群痉挛与松弛交替出现，阵挛频率由快变慢，松弛期逐渐延长，最后一次强烈阵挛后，抽搐突然终止。本期持续 1/2～2 分钟。以上两期都有心率加快，血压升高、汗液、唾液和支气管分泌物增多，瞳孔扩大及光反应消失，呼吸暂停，发绀。c.惊厥后期：阵挛期以后尚有短暂的强直痉挛，造成牙关紧闭和大、小便失禁。呼吸首先恢复，继而心率、血压、瞳孔等回至正常，肌张力松弛，意识逐渐苏醒。自发作开始到意识恢复历时 5～10 分钟。醒后感头痛、对发作不能记忆。个别病人在完全清醒前有自动症或情感变化，如暴怒、惊恐等。全面强直-阵挛发作若在短期内频繁发生，以致发作间歇期内意识持续昏迷者，或癫痫发作持续 30 分钟以上不能自行停止者，称为癫痫持续状态。常伴有高热、脱水、血白细胞增多和酸中毒。癫痫持续状态是内科常见急症，如不及时终止发作，可因呼吸、循环、脑衰竭而死亡。

2.癫痫症

(1) 部分性癫痫症

①特发性：发病与年龄有关，多为儿童期癫痫。部分性发作和局灶性脑电图异常，痫性发作不尽相同，但每个患儿的症状相当固定。

②症状性：不同病灶部位可以出现不同类型的发作，大多数病人的病灶在海马和杏仁核，表现为复杂部分性发作的颞叶癫痫。

(2) 全面性癫痫症

①特发性：与发病年龄有关，临床症状和脑电图变化自开始即为双侧对称，无神经系统阳性体征。常见的类型有良性婴儿期肌肉阵挛癫痫、儿童期失神癫痫、青春期失神发作、青春期肌阵挛癫痫等。

②症状性：根据有无特异的病因分为如下 2 种。a.无特异病因者，如早期肌阵挛脑病。在出生后 3 个月内，有肌阵挛发作和强直，有智能发育障碍，预后不良。b.有特异病因者，如脑发育畸形或先天性代谢障碍等，产生严重的肌阵挛发作。

二、护理措施

(一)一般护理

(1)保持良好的生活规律，避免过度劳累、睡眠不足和情绪波动；避免闪光、惊吓、噪声，减少声光刺激，保持环境安静。

(2)饮食要有规律，按时进食，避免饥饿和暴饮暴食。对大发作的病人一次饮水不要过量，以免诱发。食物宜清淡而富于营养，多食蔬菜、水果，忌辛辣、戒烟酒。

(二)病情观察

注意观察生命体征、神志变化，尤其是呼吸频率、节律的改变。密切观察病情变化，一旦发现连续不断的抽搐时，注意可能演变成癫痫持续状态，应及时报告医生并采取相应的抢救措施。

(三)对症护理

1.保持呼吸道通畅，防止窒息

癫痫发作的病人，应解开病人的衣领和腰带，以利呼吸道通畅和减少分泌物吸入气管；及时吸出口腔和气道的分泌物，必要时做气管切开；缺氧者，在保持呼吸道通畅的同时，给予吸氧。

2.防止受伤

嘱病人有发作先兆时立即平卧，避免摔伤。对有全身抽搐发作的病人，切勿用力按压病人的肢体，防止骨折及脱臼。及时使用牙垫或压舌板防止舌咬伤。如病人癫痫发作呈持续状态时，应专人守护，床旁加床挡。移开一切可能对病人产生损伤的尖锐物品。极度躁动的病人必要时给予约束带，但注意勿约束过紧，以免影响血液循环。少数病人抽搐停止后，意识恢复的过程中有短时的兴奋躁动，应加强保护，防止自伤或他伤。

(四)用药护理

遵医嘱用药，不能擅自改药和停药，注意观察药物的疗效和不良反应。如苯妥英钠常可致牙龈增生、毛发增多、皮疹、中性粒细胞减少和眼球震颤；卡马西平可致眩晕、复视、皮疹、白细胞减少、共济失调；丙戊酸钠可引起食欲缺乏、恶心、呕吐、消化不良、血小板减少和肝损害；苯巴比妥、扑痫酮可致嗜睡、烦躁等情绪改变。不良反应轻者一般不需停药，从小剂量开始逐渐加量或与食物同服可以减轻。严重反应时应减量或停药、换药。服药前应做血、尿常规和肝、肾功能检查。服药期间应定期做血药浓度监测，复查血象和生化检查。

(五)心理护理

告知病人疾病相关知识和预后的正确信息及药物治疗知识，帮助掌握自我护理的方法，尽量减少发作次数，避免成为难治性癫痫和发生癫痫持续状态。病人可因癫痫反复发作而变得消沉、忧郁、冷漠、失望，应关心理解尊重病人，避免损伤病人自尊心的言行；鼓励病人表达生气、焦虑或无能为力的心理感受，指导病人保持平衡心态，树立战胜疾病的信心，配合长期治疗。